神経心理学コレクション

シリーズ編集
山鳥 重
彦坂 興秀
河村 満
田邉 敬貴

レビー小体型認知症の臨床

小阪 憲司
横浜市立大学名誉教授・メディカルケアコートクリニック院長

池田 学
熊本大学教授 神経精神科

医学書院

レビー小体型認知症の臨床〈神経心理学コレクション〉

発　行	2010年5月15日　第1版第1刷©	
	2012年7月15日　第1版第3刷	
著　者	小阪憲司・池田　学	
発行者	株式会社　医学書院	
	代表取締役　金原　優	
	〒113-8719　東京都文京区本郷1-28-23	
	電話　03-3817-5600（社内案内）	
印刷・製本	三美印刷	

本書の複製権・翻訳権・上映権・譲渡権・公衆送信権（送信可能化権を含む）は㈱医学書院が保有します．

ISBN978-4-260-01022-1

本書を無断で複製する行為（複写，スキャン，デジタルデータ化など）は，「私的使用のための複製」など著作権法上の限られた例外を除き禁じられています．大学，病院，診療所，企業などにおいて，業務上使用する目的（診療，研究活動を含む）で上記の行為を行うことは，その使用範囲が内部的であっても，私的使用には該当せず，違法です．また私的使用に該当する場合であっても，代行業者等の第三者に依頼して上記の行為を行うことは違法となります．

JCOPY　〈㈳出版者著作権管理機構　委託出版物〉
本書の無断複写は著作権法上での例外を除き禁じられています．複写される場合は，そのつど事前に，㈳出版者著作権管理機構（電話 03-3513-6969，FAX 03-3513-6979，info@jcopy.or.jp）の許諾を得てください．

序

　レビー小体型認知症（DLB）は現在アルツハイマー病に次いで二番目に多く，血管性認知症を含めてこれらは三大認知症と呼ばれるようになった。DLBという名称が世に出てわずか十数年で国際的によく知られるようになり，臨床診断も可能になり，精神医学的にも神経学的にも神経病理学的にも注目されるようになってきた。また，頻度も高く，最近では一般の医師や一般の人たちにも知られるようになってきている。しかし，初期には精神症状が出現しやすいためDLBは臨床的に誤診されていることが少なくなく，またBPSD（行動心理学的症状）が初期から起こり，パーキンソン症状や自律神経症状も出やすく，ケアが最も大変な認知症である。したがって，早期に診断して適切な治療や介入を行うことが重要である。

　DLBはもともと1976年以降の私の一連の報告により国際的に知られるようになった「びまん性レビー小体病（DLBD）」を基礎として発展してきた認知症であり，1980年以来，私が主張してきたように，DLB，DLBD，パーキンソン病，認知症を伴うパーキンソン病を「レビー小体病（Lewy body disease）」のspectrumでとらえるという考えが，国際的にも最近やっと受け入れられるようになった。DLBはまさに日本で発見された重大な認知症であると言っても過言ではない。

　以前から，DLBについてあちこちで講演した際に，本を書いてほしいという要望があったし，私も書きたいと思っていた。時間的余裕がなく実現しなかったが，このたび熊本大学の池田学教授の協力を得て，対話形式でこの本を発刊することになった。この本は，主に私や私のグループの研究報告を中心に，歴史的な観点も含めて具体的に紹介したものである。発刊に当たっては，医学書院の方々の多大なご協力を得た。心より深謝します。

　2010年4月吉日

　　　　　　　　　　　　　　　　　　　　　　　　　　　小阪憲司

目次

序 ……………………………………………………………………… *iii*

第 1 章　歴史 …………………………………………………………… 1

パーキンソン病とレビー ………………………………………………… 2
レビー小体の発見 ………………………………………………………… 3
エコノモ脳炎 ……………………………………………………………… 5
パーキンソン病の神経病理学の確立 …………………………………… 6
パーキンソン病と認知症 ………………………………………………… 8
見逃されていた大脳皮質のレビー小体 ………………………………… 10
レビー小体病・びまん性レビー小体病の発見 ………………………… 12
びまん性レビー小体病の最初の症例 …………………………………… 13
レビー小体病の提唱 ……………………………………………………… 17
びまん性レビー小体病の提唱 …………………………………………… 18
レビー小体型認知症の命名 ……………………………………………… 21

第 2 章　発見・概念 …………………………………………………… 27

最初の症例 ………………………………………………………………… 28
レビー小体病の概念 ……………………………………………………… 34
びまん性レビー小体病（DLBD）の概念 ……………………………… 35
DLB と認知症を伴うパーキンソン病（PDD）は同じ ……………… 36
純粋型の症例から始まったレビー小体の研究 ………………………… 41
DLBD の日本人例・欧米人例の比較 ………………………………… 45
DLBD の神経病理診断基準 …………………………………………… 48
レビー小体病におけるレビー小体の進展 ……………………………… 49

ATD type ……………………………………………………………… 51
　　PDD とは何か ………………………………………………………… 52

第3章　診断と課題・疫学 …………………………………………… 55
　　DLB の診断基準 ……………………………………………………… 56
　　診断マーカーの開発 ………………………………………………… 61
　　DLB 診断の難しさ …………………………………………………… 66
　　疫学 …………………………………………………………………… 69

第4章　臨床症状（BPSD を中心に）………………………………… 77
　　BPSD の概要 ………………………………………………………… 79
　　DLB に特徴的な BPSD ……………………………………………… 80
　　患者への対応 ………………………………………………………… 83
　　REM 睡眠行動障害 …………………………………………………… 85
　　うつ病 ………………………………………………………………… 86
　　抗精神病薬への過敏性 ……………………………………………… 87
　　パーキンソン病との関連性 ………………………………………… 88
　　幻聴，妄想 …………………………………………………………… 89
　　BPSD の臨床 ………………………………………………………… 90

第5章　早期発見・治療・介護 ……………………………………… 95
　　DLB と軽度認知障害（MCI）……………………………………… 96
　　薬剤への過敏性 ……………………………………………………… 100
　　心筋シンチグラフィ ………………………………………………… 102
　　薬物治療 ……………………………………………………………… 103
　　介護 …………………………………………………………………… 123

第6章 病理・病態 ……………………………………… 131

- レビー小体の病理像の特徴……………………………… 132
- 大脳皮質のレビー小体……………………………………… 138
- α-synuclein 免疫染色…………………………………… 140
- α-synuclein の遺伝子異常の発見……………………… 147
- 扁桃核……………………………………………………… 149
- 海馬の病変………………………………………………… 151
- 視領野の病変……………………………………………… 154
- レビー小体病の概念……………………………………… 156
- DLB のアルツハイマー病変……………………………… 157
- アミロイド仮説…………………………………………… 162
- 経内嗅皮質の海綿状態…………………………………… 164
- トランスジェニックマウスによる実験………………… 165
- 病理と臨床からわかる疾患の spectrum……………… 169

索引……………………………………………………………… 177

(装丁：木村政司)

第1章

歴　史

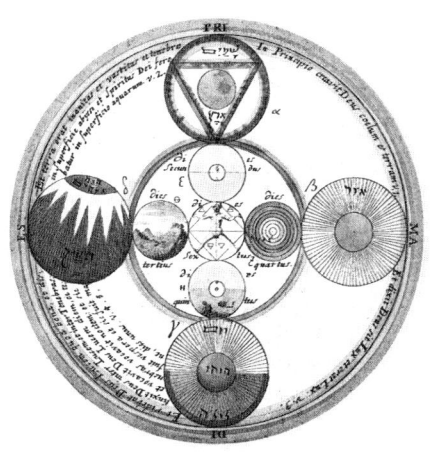

パーキンソン病とレビー

池田　まず先生，パーキンソン病の歴史を伺いたいのですが。パーキンソン（Parkinson）は家庭医ですよね。

小阪　そうです。パーキンソンの1817年の"An Essay on The Shaking Palsy"という小冊子で，パーキンソン病の臨床を詳しく記載したというのが最初です。5症例を詳しく記載したのですね。これは自分で診た患者や町の中で見かけた患者の症状に非常に興味を持って，shaking palsyという名前をつけたのです。shaking palsyというのは，振戦麻痺という意味です。

池田　その時は認知機能の低下はまったく触れられていないですか。

小阪　パーキンソン病では認知は侵されないという記載がある。だから，運動機能障害にだけ注目して，精神的な面に対してはまったくノータッチですね。ただ，認知は侵されないということが明記してあるのです。それをシャルコー（Charcot）が認知機能も障害されると初めて記載した。それが1868年です。シャルコーは当時フランスの神経学の教授で，パリにあるサルペトリエール病院で定期的に講義をしていたのですね。その内容を集めたものが講義録として残っています。その中でパーキンソン病の問題を取り上げてshaking palsyという名前はよくない，振戦とか麻痺だけではないということで，しかもパーキンソンに敬意を表してParkinson disease，パーキンソン病という名前を初めて提唱した。彼はむしろ筋の固縮（muscle rigidity）が特徴的であるということを強調し，そして認知症が起こり得るということを初めて指摘したわけです。そこからパーキンソン病の研究が始まっていくわけです。しかし脳の変性に関しては，どこが侵されているかというのが当時はわかっていなくて，いろいろな考え方があったみたいですが，このパーキンソン病の神経病理の基礎づけをしたのがレビー（Lewy）の1912年の論文です[1]。ドイツ語で書かれています。

　レビーの原著は，Handbuch der Neurologieという神経学の教科書の中

で，"paralysis agitans"の病理解剖"Pathologische Anatomie"というところで記載されているのですね。

池田 これはアメリカに渡る前ですか。

小阪 もちろんです。少し面白い話があって，意外と皆に知られてないのですが，レビーはユダヤ人でベルリンで神経学と精神医学を勉強していたのですね。それでミュンヘンに移ったのです。ミュンヘン大学の精神医学教室ではそのころはクレペリン（Kraepelin）が教授をしていて，そこにアルツハイマー（Alzheimer）がいたのですね。アルツハイマーの元で，神経病理学を勉強したのです。1906年にアルツハイマーがアルツハイマー病の最初の症例を報告したのですが，レビーはパーキンソン病の病理を勉強して，1912年にパーキンソン病の脳でレビー小体を見つけたわけです。

レビー小体の発見

小阪 レビーの写真はこれ（**図 1-1a**）しかないです。この人はユダヤ人なので，ドイツにいるころに不愉快な思いをしてイギリスに移って，それからアメリカに渡って，フィラデルフィアで1950年に亡くなりました。アメリカに移ってからは，神経学や神経解剖学の教授をしていましたが，パーキンソン病に関する論文はまったくない。そういう経緯ですから，あまり知られていないです。先ほども話しましたが，ユダヤ人であることを本人は非常に嫌がって，「レビー」というのもLewyではなくてLeweyと名前まで変えた。だから，そのせいで今でも国際学会で「レビー」と発音しないで「ルイ」と発音する人が多い。「ルイ小体」のように。ドイツ人でもこのごろは「ルイ」と言う人が多いです。

図 1-1bにあるように，レビーはエオシンで赤く染まる小体を神経細胞の中に見つけたのですね。**図 1-1b**は彼が書いたシェーマですが，非常によく見ていて，一番典型的なのは右の一番上のほうにある丸くなっているものですが，いろいろな形がある。とぐろを巻いているようなものもあっ

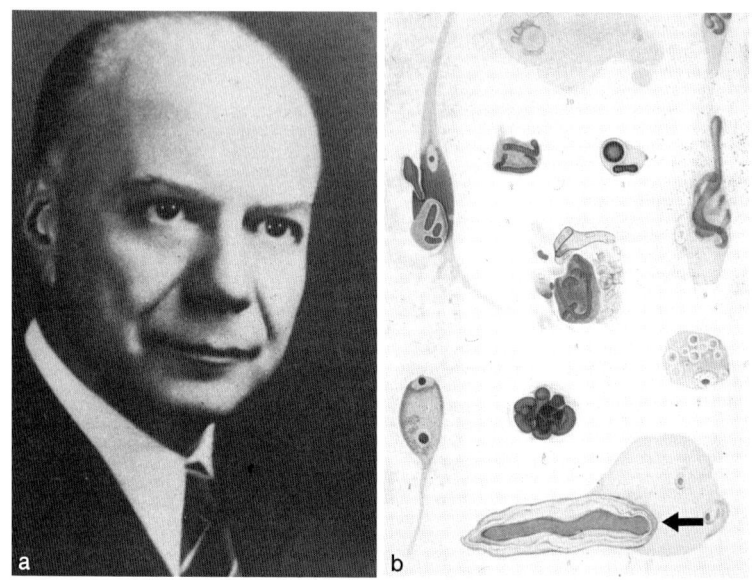

図 1-1　レビー（a）とレビー小体のシェーマ（b）

たり，驚くべきことは，一番下にあるように神経突起の中にもレビー小体が出てくるということをちゃんと記載しています。これはすごいですね。

　ただ，彼の間違いは図 1-1b の矢印に示すようにヘマトキシリンに染まるものまでレビー小体として記載したことです。エオシンに染まってくる赤いものはレビー小体でいいけれど，これは 1 年前の 1911 年にラフォラ（Lafora）が見つけたラフォラ小体で，ラフォラ病とかラフォラ型てんかんにみられる，違うものなのです。そのころは，レビーはごっちゃにしていたみたいです。だけどこの記載に見るように非常に詳細にきちんと書いている。パーキンソン病では迷走神経背側核と無名質（マイネルト基底核）にレビー小体がたくさんある，ということを初めて記載したのですね。

池田　扁桃体での記載はないですか。

小阪　扁桃体のレビー小体の記載は，私の報告が最初です。その当時は脳

幹とせいぜい無名質までしか見ていなかったですね。
池田 1911年にはピック小体をアルツハイマーが見つけた。
小阪 そうです。ラフォラ小体とかピック小体が見つかったのが同じ頃ですね。
池田 これは染色技術の発達とも関わるのですか。この時代に立て続けにわかったのは…。
小阪 そうですね。ピック小体ではヘマトキシリン・エオシン（HE）染色ではなかなか見つからなくて，そのころに出てきた銀染色で初めてわかった。でも，レビーが見つけたのは，一番基本的なHE染色で染まっていますからね。面白い話です。

エコノモ脳炎

小阪 レビー小体と名づけたのは，フランスのトレティアコフ（Trétiakoff）です。1919年の，トレティアコフのフランス語の医学博士論文[2]の中でレビー小体という名前をつけた。この時に初めて，トレティアコフはパーキンソン病の場合には，黒質が問題だということを指摘した。だから，トレティアコフもパーキンソン病の歴史では非常に重要な人なのですが，あまり知られていない。

　そのころちょうどヨーロッパでエコノモ脳炎，すなわち嗜眠性脳炎が流行して，エコノモ脳炎の後にパーキンソン症状が出る。脳炎後パーキンソニズムと言うのですが，それが非常に大きな問題になっていまして，むしろ臨床的にも病理学的にもエコノモ脳炎後パーキンソニズムと本来の特発性パーキンソン病との異同が問題になっていた。長い間，1920年近くから1950年くらいまでの30年ぐらい議論があった。だから，そのころは脳炎後パーキンソニズムと特発性パーキンソン病が混在していて，あまりその時の臨床的な研究は問題にならないくらい両者の区別ができていなかった。
池田 先生はエコノモ脳炎の患者をご覧になっていますよね。

小阪 診ています。松沢病院に患者がまだいたのです。

池田 私が勉強に行ったころ，もちろん寝たきりだったけれど，まだ存命の方もいました。

小阪 名古屋にいる時も脳炎後パーキンソニズムの患者を，何例か診ました。

池田 臨床像はどうなのですか。

小阪 臨床像は，パーキンソン症状とともに人格変化がすごく目立つ。だから，ピック病みたいに，ゴーイングマイウェイですよ。運動障害よりもそちらのほうが目立ったくらいかな。松沢にいたころは，その脳も見ました。変化がものすごく強い。

池田 皮質も変化がありましたか。

小阪 大脳皮質にはあまりないです。だから，脳炎後パーキンソニズムの性格変化，それから精神症状というのは，恐らく中脳を中心とした部位が関係するのでしょう。

池田 辺縁系は…。

小阪 辺縁系は若干あるけれども，いわゆる脳幹網様体を含めて，かなり広範にやられるようです。

池田 そのあたりでそんな強い人格変化が起こるのですか。

小阪 それはちょっとわからないですね。ただし，大脳皮質の強い変化はなかったと思います。

パーキンソン病の神経病理学の確立

小阪 さて，トレティアコフの論文はフランス語で書かれた厚い小冊子でした。レビー小体のことを"corps de Lewy"と呼んだのですね。私はその論文を見ましたが，詳しくは読んでいません。

　その後，ハスラー（Hassler）というドイツのフランクフルトにいた神経解剖学者が，1938年にドイツ語の非常に厚い論文[3]を書いています。特発性のパーキンソン病と脳炎後パーキンソニズムで病理の違いがあると。

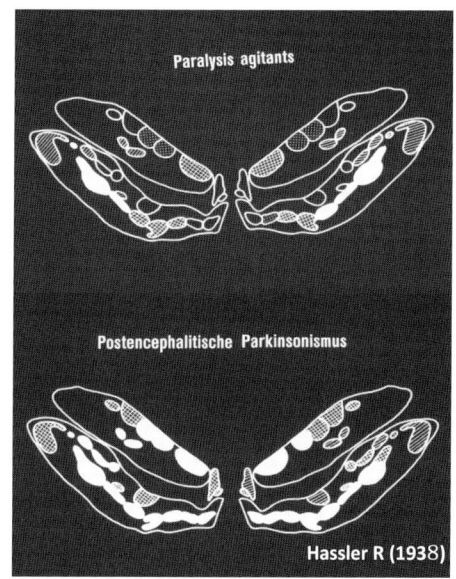

図 1-2 黒質変性の分布
上:パーキンソン病,下:脳炎後パーキンソニズム

どう違いがあるかというと,黒質に病変の違いがある。

図 1-2 はパーキンソン病の黒質病変で,上がパーキンソン病の,下が脳炎後パーキンソニズムの黒質病変の広がり。それぞれ上が黒質の前のほう。下が黒質の後ろのほう。白く潰してあるところが非常に強い変化ですから,圧倒的に脳炎後パーキンソニズムのほうが病変が強いことがわかる。侵される部位は似ているけれども,侵され方が全然違う。

　池田　皮質にはほとんど変化はないのですね。

　小阪　ハスラーは黒質だけに注目しています。パーキンソン病の脳は中央よりも少し外側に病変が強いのですね。ところが,脳炎後パーキンソニズムは全体に及ぶという違いがある,というところを強調したのです。

そしてその後ずっと遅れて,1953 年にオックスフォード大学のグリーンフィールド(Greenfield)とボサンケ(Bosanquet)が,「パーキンソニズムにおける脳幹病変」という論文を Journal of Neurol Neurosurg Psychiatry に報告した[4]。グリーンフィールドとボサンケが何を強調したか

というと，パーキンソン病ではレビー小体が必発だということを初めて指摘した。一方，脳炎後パーキンソニズムでは，神経原線維変化が主病変で必発だと。病変の分布だけではなくて，病変の性質も違うということを初めて記載した。これがグリーンフィールドらの重要な指摘です。1960年にパーキンソン病におけるレビー小体の詳しい分布と特徴をジャーガー（den Hartog Jager）とベスレム（Bethlem）が記載しているのですが[5)6)]，この中では，レビー小体の分布は脳幹が主体。上のほうでは無名質レベル。大脳皮質にはまったく出てない。

池田 この時点でも，まだ大脳皮質のレビー小体の記載はないのですね。

小阪 脳幹型のレビー小体の特徴や分布を記載したことで，1950〜1960年になってやっとパーキンソン病の神経病理学が確立されたというわけです。だから，1817年以来，1世紀半近くになって初めて脳病理がわかったということです。非常に長い経過を経てパーキンソン病の病理がわかったのです。

パーキンソン病と認知症

── 最初に先生，パーキンソンという人の特徴みたいなことを言われましたが。

池田 一番の特徴は家庭医です。今で言うかかりつけ医。パーキンソン病の発見は，ある意味では，いかに患者さんをちゃんと観察するかという見本みたいなものです。

── 特にイギリスの一般医という話ですよね。

池田 道を歩いている人を丁寧に見て見つけたのですよね。こんなに一般的な病気を。私の印象に残っているのは，一般医であったことと，もう1つは認知症はないと言い切っていることですね。パーキンソン病に認知症があるということには，ベテランの神経内科の先生たちでものすごい抵抗を示された方がまだ何人かいらっしゃったのを私は研修医時代に記憶しています。

小阪　例えば楢林博太郎先生でしょう。楢林先生のような大家でも，若年性パーキンソニズムでは，認知機能の障害はない，認知機能が侵されたら，若年性パーキンソンとは違うと，はっきり言っておられた。

池田　ある意味では，先生が精神科医だからパーキンソン病で認知症があっても何の不思議はないと思われたというようなことは穿った見方なのでしょうか。

小阪　ありますよね。ただ，楢林先生はもともと精神科医です。精神科医で，しかも神経内科医で神経内科の教授になられた。だから，その辺は診れる先生ですが，それでも若年性パーキンソニズムの場合は認知症はないと。ただ，若年性パーキンソニズムというのは少し複雑で，いわゆる今で言うパーキンソン病も入っているし，そうでないものも入っている。

池田　同じようなことがALS（筋萎縮性側索硬化症）にもある。神経内科の先生たちはALSとかパーキンソン病は，精神科医にとっての統合失調症のような病気なので，非常に大事にされていて，しかも最初の記載で認知症をはっきり伴っていると書いてあるということにかなり抵抗があるのですね。三山型にしても。

小阪　今はALS dementia（ALSD）として，ALSでは認知症がくるというのが常識的な理念だけれど，当時はそうですね。ALSは運動系しかやられないから認知症にはならないというふうに思われていた。

　先ほど言いましたジャーガーとベスレムの1960年の論文[5)6)]で，パーキンソン病ではレビー小体が中枢神経系に特有な分布をもって現れてきて，さらに自律神経系にも出てくるということが初めて記載された。これも重要です。このころはまだ，パーキンソン病で自律神経症状がよく出てくるということは知られていなかったけれど，神経病理で見ると，自律神経系にもレビー小体があるということはもうすでに記載されているのですね。いずれにしても1960年になってやっとパーキンソン病の病理の基礎ができあがったということになります。

池田　というと先生，アルツハイマーに比べても，かなり遅いですね。

小阪　アルツハイマーは1906年に初めて論文として記載した。アルツハ

イマーがフランクフルトでニッスル（Nissl）と一緒に働いていたころに初めてその患者を診たのですね．どうも臨床的におかしいなと思って，亡くなったら脳を送ってくれと，親友のニッスルに頼んだのです．ニッスルはまだその時フランクフルトにいて，その後アルツハイマーはクレペリンのいるミュンヘンに移りました．そこに脳を送ってもらって調べたら，新しい病気だということがわかった．割と臨床から病理の間が短い．

池田 ピック病も混乱はしましたが，一応 1926 年くらいにひとまとまりのことができていますから，それに比べると，とても遅いですね．

小阪 随分長かった．1 世紀半かかっています．そしてパーキンソン病という臨床病理概念ができたので，1960 年ころから認知症研究がパーキンソン病で行われるようになってきたのですね．

見逃されていた大脳皮質のレビー小体

小阪 1979 年と 1980 年にアメリカで重要な論文が出たのです．ハキム（Hakim）とマシソン（Mathieson）が 1979 年[7]，ボラー（Boller）たちが 1980 年[8]に，パーキンソン病では認知症が時々起こってくる，だけど，その認知症の責任病巣は大部分がアルツハイマー病の合併だと．つまりパーキンソン病にアルツハイマー病が合併してくるということを指摘した．これは当時，アメリカでは非常に重視されて，パーキンソン病で認知症がきたら皆アルツハイマー病の合併だというふうに言われていたのです．ところが，彼らは大脳皮質のレビー小体についてはまったく気づいていなかった．ちょうどそのころ，ボラーのところに水谷智彦先生が行っていて，共著者になった．この 2 つの論文でそういうことが指摘されたので，アルツハイマー病の合併と思った．ハキムだったかボラーだったか覚えていませんが，私，1 回手紙を書いたことがあるのです．その当時私は大脳皮質にたくさんレビー小体が出てくるのを見つけていたから，「大脳皮質のレビー小体を見逃していませんか」ということを手紙に書いた．そうしたら，「そんなことはない」と言って，否定されてしまった．いずれにして

もこういう考え方が欧米ではずっと主流だった。

池田 でも先生，当然1960年代からパーキンソン病の臨床研究が活発化したということは，皮質の病変を第一線の研究者たちはおそらくチェックしていますよね。

小阪 もちろんそうです。

池田 だけど，大脳皮質にレビー小体を見つけてなかったということですね。

小阪 見た人もいるのですね。1970年代の少なくとも半ばまでは，レビー小体は大脳皮質には出現しないか，出現してもごく少数であるというのが常識だったのです。だから，誰も大脳皮質にレビー小体がたくさんあると思わなかった。少しは起こることがあるという論文はいくつかあります。それはまれなケースであって，ほとんどないというのが常識だったのですね。

ところが，実は日本人がその前に記載しているのです。慶應大を卒業してからボストンに行って，アメリカで神経病理をやっていた岡崎春雄先生が1961年[9]，2例のアメリカ人症例を報告しているのです。これは簡単な論文で，臨床所見が不十分ですが69歳の男性と70歳の男性で，認知症と屈曲性四肢麻痺を示す症例として記載したのです。だから，パーキンソン症状というのは記載がまったくないです。病理を見ると，パーキンソン病の所見はあるが，大脳皮質にもレビー小体がたくさんあるという症例を記載している。ところが，この症例はまったく重視されなかった。アメリカで報告しているにもかかわらず注目されなかった。

池田 岡崎先生もあまり重視されなかったのですか。

小阪 そのころはあまり重視されなかった。だから，そんなにすごい論文だということを本人は気づいていなかったと思う。その後フォローアップした論文はまったくない。大脳皮質にレビー小体があるというのをちゃんと見つけたのは恐らくこれが最初だと思います。日本では実は池田研二君が1975年に，30歳に発病して，38歳で亡くなった症例でパーキンソン症状が主体でパーキンソン病と診断している[10]。

池田 先生もご覧になった症例ですか。

小阪 私はその患者さんを診ていない。認知症は本当になかったのかと聞いたのだけれど，はっきりした認知症はなかったようです。

　重要なことは，岡崎先生の2症例も池田君の症例もアルツハイマー病ではないのです。私が言っている純粋型（pure form）のレビー小体型認知症に相当する。だから，純粋型の最初の症例ということになる。私たちがたくさんみている通常型（common form）はまだ知られていなかった。そこが1つ重要なのですね。

　それで私の仕事に入っていきます。

レビー小体病・びまん性レビー小体病の発見

池田 最初の症例は，先生がご覧になっていて臨床でおかしいと思われたのですか。それとも病理が先だったのですか。

小阪 まずは臨床がおかしいと思った。それで後から発見というところにつながります。いずれにしても1976年の最初のびまん性レビー小体病（diffuse Lewy body disease；DLBD）の症例で，しかも先ほどの症例と違って，純粋型ではなくてアルツハイマー病変も持っている今で言う通常型の世界で最初の症例です[11]。通常型のほうが圧倒的に多い。最初の症例の報告後，3例をまとめて皮質型レビー小体に焦点を当てて，1978年に皮質型レビー小体の性状と分布，それから神経細胞死とレビー小体との関連，扁桃核や前障にも好発するということを初めて記載した[12]。

池田 扁桃核が出てきたのは，それが最初ですか。

小阪 私の指摘が最初です。1979年に，私が先ほど言っていたミュンヘンのアルツハイマーやレビーがいた研究所，マックス・プランク精神研究所に留学した時にメーライン（Mehraein）教授と一緒に書いた2症例が[13]，ヨーロッパでの最初の症例報告です。そして1980年にレビー小体病（Lewy body disease）を提唱して[14]，1984年にびまん性レビー小体病（DLBD）を提唱したのです[15]。さらに，1988年にパーキンソン病＋認知

症[16]で，大脳皮質には病変がないもので，皮質下性認知症を示す症例の脳幹病変を詳しく記載した論文があるのです。これは意外と知られていない。英語で書いた論文ですが。1990年，初めてDLBDには通常型と純粋型があるということを指摘して，その両者には臨床的にも違いがあるということを記載した[17]。そして，1995年に第1回の国際会議が開かれたのですが，その時に私の基調講演のタイトルが「レビー小体病としてのびまん性レビー小体病」でした[18]。が，この概念はその後，なかなか受け入れられなかったですね。さらに1998年に大脳皮質だけにレビー小体がたくさん出てくる症例があって，それを大脳型レビー小体病と名づけて，報告しました[19]。これらは皆英文で書いてありますが，1980年のLewy body diseaseだけが日本語の論文です。

池田 その論文が大事です。

小阪 残念ながら日本語なのです。

池田 でも，今のコンセンサスガイドラインは，先生の1980年のものに一番近いということですね。

小阪 そういうことです。最近やっとそれを認めてくれるようになったというわけです。

びまん性レビー小体病の最初の症例

小阪 今述べたことを，もう少し詳しく話をすることにしましょう。1976年にActa NeuropathologicaにPresenile dementia with Alzheimer-Pick- and Lewy-body changesという初めての論文を報告しました[11]。女性の患者で，56歳に物忘れで発症，だんだん認知症が進行して，65歳で入院，この時に私は受け持ちになったのです。その時点でもうすでに高度な認知症があって，幻視とかそういうのはもうわからない状態。精神運動興奮がひどくて，筋固縮が目立った。ところが，残念ながらこの人はイレウスで急死してしまったのですね。9年の経過で亡くなった。この人はパーキンソン症状が意外と目立ったので，それでおかしいなと思って，ご家族に協

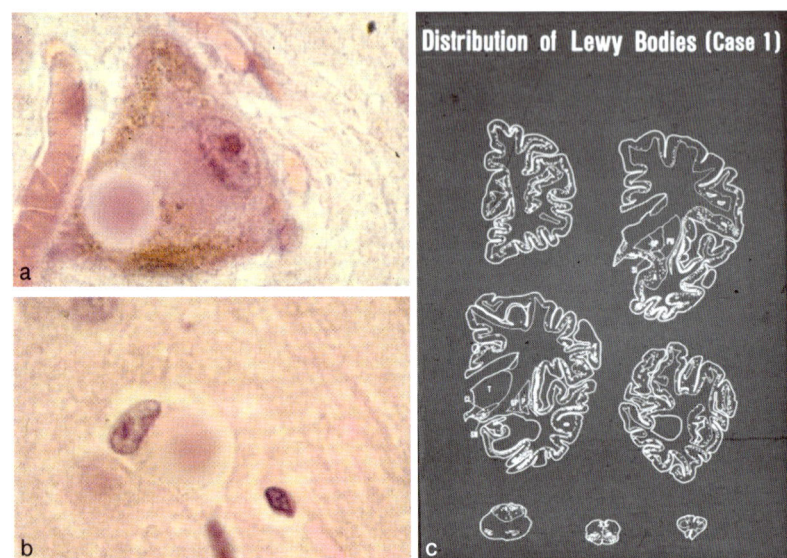

図1-3 レビー小体（a：脳幹型，b：皮質型，ともにHE染色）と第1症例のレビー小体の分布（c）

力を得て自分で剖検したのです。脳を調べたら，たくさんのレビー小体が大脳皮質に出てきたというのが最初の症例になります。

　図1-3は脳幹のレビー小体（a）と大脳皮質のレビー小体（b）です。こうして見ると，同じなのですが，なかなかそう簡単にはいかなかったのです。

池田　私にも見えませんでした。簡単に見えると思って，小阪先生も以前働いておられた精神医学総合研究所へ勉強に行ったのですが（笑）。

小阪　こんなにはっきり見えるものばかりだったら，おそらくあまり問題にならない。

池田　多分，すぐに誰かが見つけていましたよね。

小阪　HE染色だけで見ると，cに示すように大脳皮質にびまん性に分布しているのです。

池田　私もその標本を見たのですがね。池田研二先生の指導を受けながら

探したのですが，私にはほとんど見えなかったです．それで，当時はまだ阪大にいた師匠の田邉敬貴先生に「論文に書いてあるほどには，見えないです」と報告したら，「え，そうなの？」とか言われました．電話したのを覚えています．

小阪 その目で見ないと見つからないのです．よく見ると，前頭葉や辺縁系に多いのです．海馬領域から海馬傍回，側頭葉の底面，それから島回の前には病変が強いですね．後頭葉にも若干あるけれども，少ない．もちろん脳幹にはパーキンソン病と同じ分布でレビー小体があるのです．レビー小体は扁桃核にもたくさんある．前障にもある．

ところが面白いことに，この症例には老人斑がいっぱいあるのです（図1-4）．

池田 でも，神経原線維変化は少ないのでしょう．

小阪 ところが，神経原線維変化もいっぱいある（図1-5）．だから，こう見るとアルツハイマー病もあるのです．これは普通の人が診たら，パーキンソン病＋アルツハイマー病．だから，先ほど言ったようなマシソンやボラーたちの論文のとおりの症例ということになるのです．ところが，違うところは先ほど言ったように，レビー小体がたくさん大脳皮質にもあるということです．これをマシソンやボラーたちは見逃していたということです．

こういうことを言い出したものですから，日本では結構同じような症例が次から次に報告されたのです．私の博士論文，Lewy bodies in cerebral cortex ; report of three cases では 3 症例に基づいて大脳皮質のレビー小体に焦点を当てて，1978 年に Acta Neuropathological に報告した[12]．この時に私はマックス・プランク精神医学研究所に留学中で，向こうで論文を書いたのを覚えています．

池田 この時点で，先生は今まで見てきたものと全然違う病気だという確信はお持ちだったのですか．

小阪 このころは，大脳皮質にこんなにたくさんレビー小体が出てくるという症例は知られていないから，そうだろうとは思っていましたね．この

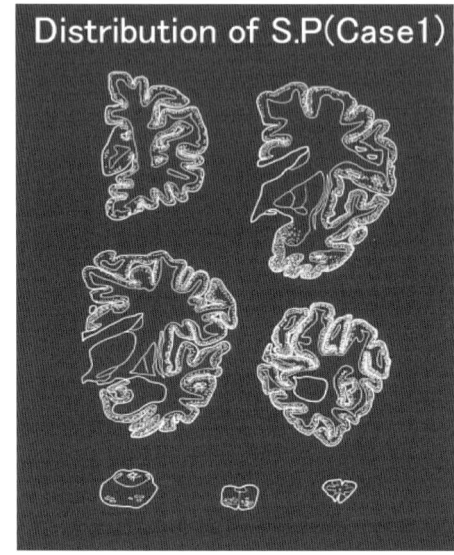

図1-4　第1症例の老人斑の分布

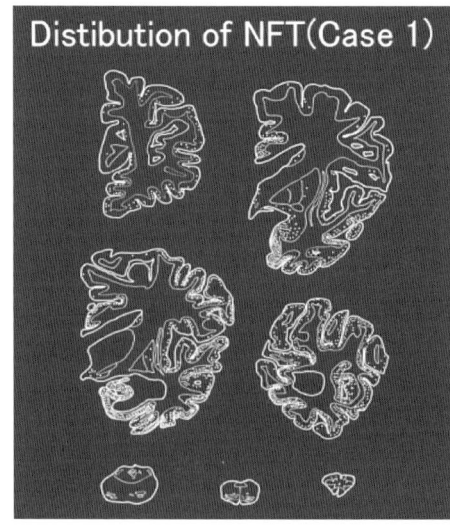

図1-5　第1症例の神経原線維変化の分布

時に詳しく脳幹型および皮質型のレビー小体について形態学的，それから組織化学的特徴を述べた。だから，大脳皮質のレビー小体についての詳しい報告はその時まではまったくなくて，初めての報告です。さらに扁桃核・前障にもレビー小体が好発する。意外と知られていないのですが，レビー小体と神経細胞死とは密接な関連があるということを指摘したのです。ところが，これはいまだに議論が続いている課題です。すでにこの時に私は記載しているのですが。

そして1979年に当時のArch Psychiat Nervenkr. というドイツの雑誌に英語で書きました。この雑誌は後ほどJournal of Neurologyと名前を変えました。この時にメーラインと一緒にDementia-Parkinsonism syndrome with numerous Lewy bodies and senile plaques in cerebral cortex, つまりレビー小体と老人斑がたくさん大脳皮質にあり，しかも認知症とパーキンソン症状が出てくる病気ということで，ドイツ人の2剖検例を報告した[13]。

池田 神経原線維変化や老人斑はないのですか。

小阪 あることはあるのだけれど，先ほどの1例目ほど多くはない。

池田 一番よくあるタイプですか。

小阪 よくあるタイプです。神経原線維変化は海馬，海馬傍回にはたくさんあるけれど，大脳皮質には少ない。72歳の女性と65歳の男性の症例で，65歳の男性は精神病状態で，幻視があった。この報告が意外と知られていないけれど，ドイツで初めての症例で，ヨーロッパでも最初の症例報告になります。

レビー小体病の提唱

小阪 そして1980年に日本語の論文ですが，「レビー小体病の臨床病理学的研究」を報告しました。この時にレビー小体病（Lewy body disease）を一疾患単位として考えたほうがよいということを初めて指摘して，20例に基づいてレビー小体の分布を詳しく調べて，当時はグループA, B,

表 1-1　レビー小体病の分類[14]

Group A (びまん型)	多数のレビー小体が脳幹や間脳の諸核のほか，大脳皮質や扁桃核にも分布する
Group B (移行型)	多くのレビー小体が脳幹や間脳の諸核にみられるが，大脳皮質や扁桃核にも少数散在する
Group C (脳幹型)	多くのレビー小体が脳幹や間脳の諸核にみられるが，大脳皮質や扁桃核には少数しか出現しない

Cという3型に分けました（表1-1）[14]。その後，グループAはびまん型（diffuse type），グループCは脳幹型（brain stem type），グループBは移行型（transitional type）というふうに変更しました。脳幹型は脳幹にたくさんレビー小体があるけれど，大脳皮質や扁桃核にはごく少数しかない。びまん型は脳幹，間脳だけではなくて，大脳皮質にも扁桃核にもたくさんレビー小体がある。その間に神経病理で見ると，移行型があるというように記載をしたのですね。

これは日本語で書いたものですが，その後の論文でも同じようなことを記載しています。

びまん性レビー小体病の提唱

小阪　次にDLBDを提唱した[15]。吉村正博君が実はウィーンのザイテルベルガー（Seitelberger）教授のところに留学して，私の1980年の論文をもう一度検証してくれたのです。その論文で，私の日本語の論文と同じような内容の論文を記載してくれました。私の先の論文[15]には，本当はザイテルベルガーの名前が入っていたのですが，ザイテルベルガーが「今は俺ではなくてブドカ（Budka）が中心だから，ブドカの名前を入れるように」ということでブドカの名前を入れた。ブドカは有名な神経病理学者です。この題名は，ブドカがこういう名前をつけたらどうだということで，書いたのですね。びまん型というのは私が言っていたことでもあります。だから，正式にはDLBDという名前自体は，吉村君が最初に記載したの

です。1983年に論文を書いています。

池田 この時の反響はどうだったのですか。

小阪 吉村君が書いた論文に対しては，あまり反響がなかったようです。私の一連の研究で注目されるようになったのですが，これはどうしてかというと，このころは日本にはいくつか同じような症例の報告が出ていたのです。ところが，欧米では，ほとんど報告がない。1978年だったと思いますが，パーキンソン病の権威者であるアメリカのフォルノ（Forno）教授が1例だけ報告した。欧米ではそれだけ。それで私がドイツで2例見つけているし，それから吉村君がウィーンで3例，池田研二君がゲッティンゲンで1例報告をしているので，皆日本人が見つけた。ということは，欧米の人達は見逃していた。だから，欧米ではこの病気は見逃されている，ということを明記したのです。そうしたら，1985年以来欧米で次から次へと同じような症例が出てきたといういきさつがあります。

次が認知症を伴うレビー小体病と認知症を伴わないレビー小体病についての神経病理的な研究です。Clinical Neuropathology に1988年に報告しました[16]。これはあまり知られていないですね。

そしてこれは割と皆さん知っていますが Journal of Neurology に1990年に日本における DLBD（diffuse Lewy body disease in Japan）として報告しました[17]。これは日本で報告された37剖検例をレビューして，DLBD の通常型と純粋型，それぞれ28例と9例を報告したものです。通常型というのは，いろいろな程度のアルツハイマー病変を合併していて，症例1のようにアルツハイマー病の合併という症例もある。純粋型はアルツハイマー病変は，あってもごく少量，あるいはほとんどない。この2つの型には臨床上の違いがある，ということを指摘しました。

どういう違いがあるかというと，発病年齢がまず違って，通常型（**表1-2**）はほとんど全部が初老期ないし老年期の発病です。だから，主症状は進行性の認知症で，パーキンソン症状が後ほど70%には伴ってくるが，30%ではパーキンソン症状がない。パーキンソン病の病理像はあるにもかかわらず，パーキンソン症状はなかったのです。これは非常に重要なこ

表 1-2　通常型 DLBD の臨床データ

男：女	2：1
発病年齢	69.2 歳（55～87 歳）
主症状	進行性皮質性認知症
	パーキンソン症状（＋）　70％
	パーキンソン症状（－）　30％
初発症状	記憶障害　　　　　　　　　57.1％
	精神病状態　　　　　　　　14.3％
	パーキンソン症状　　　　　14.3％
	起立性低血圧　　　　　　　10.7％
死亡年齢	75.6 歳（59～87 歳）
全罹病期間	6.4 年（1.5～24 年）

表 1-3　純粋型 DLBD の臨床データ

男：女	2：1
発病年齢	38.9 歳（12～71 歳）
	若年性　　　　　　72.7％
	初老期　　　　　　18.2％
	老年期　　　　　　 9.1％
初発症状	記憶障害　　　　　11.1％
	精神病状態　　　　11.1％
	パーキンソニズム　77.3％
	シャイ・ドレーガー
	症候群　　　　　　0％
死亡年齢	47.5 歳（15～76 歳）
罹病期間	8.7 年（2.5～14 年）

とですね。だから，初発症状は 57.1％ が記憶障害である。そのためにほとんどアルツハイマー病と間違えられている。14.3％ に精神病状態。これは全部統合失調症という診断がつけられている。パーキンソン症状は 14.3％ で，あることはあるのですが，圧倒的に記憶障害が多い。シャイ・ドレーガー症候群（Shy-Drager syndrome）みたいな起立性低血圧で起こってくるものも 10.7％ ある。そして死亡年齢が平均 75.6 歳で，全経過は 6.4 年。しかし，1.5 年で亡くなった症例もありました。24 年の経過で亡くなった症例もある。

　純粋型（表 1-3）はどうかというと，日本の症例だけ見ると，純粋型は若年発症です。平均 38.9 歳。12 歳という症例もあります。12 歳の症例は『トーク 認知症』（医学書院刊）でも紹介した非常に珍しい症例です。71 歳の症例が 1 例だけありますが，その他は全部 65 歳以前の発病で，若年性が 72.7％。初発症状は 77.3％ がパーキンソン症状。記憶障害で発症するものも，精神病状態で発症するものも，1 例ずつありました。

　こういう違いがあって，やはりアルツハイマー病変の有無によって臨床像も違うし，発病年齢も違うということを初めて記載したわけです。

池田　多少ともアルツハイマー病変を持っている例のほうが，圧倒的に多いですか。

小阪　通常型が圧倒的に多いですね。純粋型は少ない。

池田　先生がおっしゃったようにそのことがこの病気の重要な部分を占めると思います。1つは先生が提唱されるまで発見されなかったということにもつながると思いますし，臨床的にも，かなりアルツハイマー寄りの症状が出ている患者がいるということで，先生が整理される前，混沌とした状態が続いていたということですよね。

小阪　今でも臨床的には，アルツハイマー病という診断が圧倒的に多いです。

池田　ピック病はその病変自体にいろいろな混乱がありましたが，アルツハイマーとの合併というのはほとんどないので，そこがこの病気の特徴の1つかなと思いますが。

小阪　アルツハイマー病とレビー小体病は非常に密接な親戚関係にある。たまたま違った病気が合併するというよりも，もともとアルツハイマー病変とレビー病変はかなり近接なところにあって合併しやすい，一緒に起こりやすい，というのが私の考えです。アルツハイマー病だけというのもあるし，パーキンソン病だけというのもある。なかなかこの考えは最近まで了解が得られなかった。

レビー小体型認知症の命名

池田　最初の話に戻りますが，パーキンソン病には認知症がないのだという先入観があると，今の先生のお考えは非常に受け入れにくいというか，発想がそこまでいかないですね。

小阪　いかないです。しかも，パーキンソン病という有名な病気を否定するようなことは難しい。

　第1回国際ワークショップが1995年にイギリスのニューカッスル・アポン・タインで開催されました。ここでのわれわれの発表を含めてまとめた本が出ています[18]。

　このワークショップで，この病気をどういう名前にしようかという話が

あって，いろいろな名前が出たのだけれど，レビー小体型認知症（dementia with Lewy body disease；DLB）という名前にしようと決まったのですね。その時に Kosaka's disease，それから Okazaki's disease，それから McKeith's disease という名前も挙がったのだけれど，最近はご承知のようにあまり人の名前をつけない時代になってきているので，DLB という名称になった。マッキース（McKeith）は老年精神医学者。それからペリー（Perry）は神経病理学者。その奥さんのエライン・ペリー（Elaine Perry）は神経化学者です。この3人がワークショップを開いたのですね。その後，マッキースを中心として1996年に臨床診断基準と病理診断基準が発表されました[20]。

そして第2回のワークショップは1997年，アムステルダムで開催されました。これは小さな会で，マッキースとペリー夫妻が主宰して行われました。この時はアルツハイマー病の国際会議が一緒に行われて，DLBワークショップは1日だけやりました。日本から私だけが招待された。この時に私が大脳型レビー小体病を提唱したのですね[19]。その後の重要な問題はポリメロポーロス（Polymeropoulos）たちが1998年に α-synuclein の遺伝子異常を初めて，家族性パーキンソン病で見つけた[21]。これは非常に重要な発見ですね。その同じ年にスピランチニー（Spillantini）たちが，レビー小体の主成分は α-synuclein だということを発表した[22]。これも非常に重要な発見で，それ以来この α-synuclein に中心が移って，この病気の病理学も，分子生物学も α-synuclein に焦点が向けられている。

第3回のワークショップは，マッキースによりイギリスのニューカッスル・アポン・タインで，2003年に開かれて，この時は私だけではなくて，水野美邦教授，岩坪威教授，仙台の荒井啓行教授，金沢の山田正仁教授の5人が招待されて，それぞれ発表しています。その結果が，2005年にやっと Neurology に出た[23]。約2年の間があります。2005年の12月ですから，かなりもめたのです。マッキースがわれわれに原稿を見せたのは，もうまとめられた最後の段階でした。

池田 第1回の時は，もめなかったのですか。

小阪　第1回の時は，初めてのことなので，あまり…。

池田　第1回は，おそらくアメリカからディクソン（Dickson）とか，DLBはアルツハイマー病のvariantと言っていたハンセン（Hansen）も来ていましたね。彼は納得したのですか。

小阪　あまり問題はなかった。ただ，ディクソンも言ってたけれど，本人はまだそんなに症例を見ていなかった。アメリカではハンセンたちの影響が非常に大きくて，彼らはDLBをアルツハイマー病のLewy body variantととらえていた。だから，基本はアルツハイマー病で，その中にレビー小体が出てくるものがあるというとらえ方だから，その考えが後まで影響してしまった。アメリカでは，Lewy body disease（レビー小体病）の考え方よりもアルツハイマー病の1つのvariantと考えるという考えがずっと最近まで続いていたのですね。ハンセンの影響は非常に大きいです。実はハンセンは，アメリカのサンディエゴで亡くなってしまった斉藤綱男さんの下にいた。斉藤さんは事件に巻き込まれて亡くなってしまったけれど，アルツハイマー病の研究で有名でした。彼は第1回国際会議に一緒に来ていました。そこに竹田祐子さんという大学院生を留学させたことがあるのです。彼が言っているLewy body variantのアルツハイマー病という症例の標本を見てくるように言ったのです。レビー小体が大脳皮質に1個でもあったら，Lewy body variantにするという非常に曖昧な概念で，彼女が見てみたけれども，私の言っているDLBDとは大分違うということを帰って報告してくれました。

池田　ハンセンは臨床を診てないのですね。

小阪　診てない。彼は基礎医学者ですから，全然臨床を診てないといういきさつもあります。だから，アメリカの考え方には，いろいろ問題があった。

　ところが，リッパ（Lippa，アメリカの神経内科の教授）が2005年の3月にDLB/PDD国際ワーキンググループの会をワシントンで開催したのです。この時は私と岩坪先生が呼ばれた。その結果がNeurology（2006年）に出ています。

2006 年に第 4 回国際ワークショップを私が横浜で開いた。この時いろいろ議論があって，one-year rule はやめようとか，MIBG 心筋シンチグラフィが有力な診断マーカーであるとか提案されましたが，これらは，あまり賛同を得られなかった。

　第 1 回国際ワークショップの私の基調講演では，「レビー小体病としてのびまん性レビー小体病」（diffuse Lewy body disease within the spectrum of Lewy body disease），つまりレビー小体病の spectrum の中で DLBD をとらえましょうという発表をしました。これは，論文にも出ているのですが[18]，この考え方が当時はまったく受け入れられなかったですね。

池田　なぜ受け入れられなかったのですか。

小阪　Lewy body disease（レビー小体病）とまとめることに異論があった。パーキンソン病まで含むのはとんでもない。多分そういうことです。欧米人の考えです。

池田　でも，一方ではアメリカ人のほうはアルツハイマー病の一部だとも言っているわけですね。

小阪　そうそう。

池田　そこが小阪先生の一番のオリジナリティだと思うのですが。欧米では先ほどから議論になっている神経学の考え方からすると，多分パーキンソン病が大前提にあって，少し妥協するにしてもパーキンソン病に認知症が重なったようなものもあっていいかなというのが 1 つで，もう一方ではアメリカ流のあくまでアルツハイマー病が中心にあって，その variant として少しレビー小体が出ているのがあってもいいかなという考え方があった。小阪先生がその真ん中を行かれたので，多分たいへん苦労されたのだと思います。でも今のほとんどの概念が小阪先生の最初のお考えのもとでできているのは，当然の帰結だと思います。

小阪　パーキンソン病の上に Lewy body disease（レビー小体病）がくることが，考えられないのでしょう。そういう発想が受け入れられなかったのでしょう。

池田　日本では，どうだったのですか。

小阪　そのころは，日本ではあまりそういう反響はありませんでした。

■文献

1) Lewy FH : Paralysis agitans. In : Lewandowsky M (ed) : Pathologische Anatomie. Handbuch der Neurologie, Vol 3, pp. 920-958, Springer, Berlin, 1912
2) Trétiakoff C : Contribution a l' etude de l' Anatomie pathologique du Locus Niger de Soemmering avec quelques deductionrelatives a la pathogenie des troubles du tonus musculaire et de la maladie de Parkinson. Theses de Paris, 1919
3) Hassler R : Zur Pathologie der Paralysis agitans und des postenzephalitischen Parkinsonism. J Psychol Neurol 48 : 387-476, 1938
4) Greenfield JG, Bosanquet FD : The brain-stem lesions in Parkinsonism. J Neurol Neurosurg Psychiatry 10 : 213-216, 1953
5) Bethlem J, den Hartog Jager WA : The incidence and characteristics of Lewy bodies in idiopathic paralysis agitans (Parkinson's disease). J Neurol Psychiat 23 : 74-80, 1960
6) den Hartog Jager WA, Bethlem J : The distribution of Lewy bodies in the central and autonomic nervous systems in idiopathic paralysis agitans. J Neurol Neurosurg Psychiatry 23 : 283-290, 1960
7) Hakim AM, Mathieson G : Dementia in Parkinson disease. A clinicopathologic study. Neurology 29 : 1209-1214, 1979
8) Boller F, Mizutani T, Rossmann U, et al : Parkinson disease, dementia and Alzheimer disease. Ann Neurol 7 : 329-335, 1980
9) Okazaki H, Lipkin LE, Aronson SM : Diffuse intracytoplasmic ganglionic inclusions (Lewy type) associated with progressive dementia and quadriparesis in flexion. J Neuropathol Exper Neurol 20 : 237-244, 1961
10) Ikeda K, Ikeda S, Yoshimura T, et al : Idiopathic Parkinsonism with Lewy-type inclusions in cerebral cortex. A case report. Acta Neuropathol 41 : 165-168, 1978
11) Kosaka K, Oyanagi S, Matsushita M, et al : Presenile dementia with Alzheimer-, Pick-and Lewy body changes. Acta Neuropathol 36 : 221-233, 1976
12) Kosaka K : Lewy bodies in cerebral cortex ; report of three cases. Acta

Neuropathology 42 : 127-134, 1978
13) Kosaka K, Mehraein P : Dementia-Parkinsonism syndrome with numerous Lewy bodies and senile plaques in cerebral cortex. Arch Psychiat Nervenkr 226 : 241-250, 1979
14) 小阪憲司,松下正明,小柳新策,他:Lewy小体病の臨床病理学的研究. 精神経誌 82:292-311,1980
15) Kosaka K, Yoshimura M, Ikeda K, et al : Diffuse type of Lewy body disease. A progressive dementia with numerous cortical Lewy bodies and senile changes of various degree. A new disease? Clin Neuropathol 3 : 185-192, 1984
16) Kosaka K, Tsuchiya K, Yoshimura M : Lewy body disease with and without dementia. Clin Neuropathol 7 : 299-305, 1988
17) Kosaka K : Diffuse Lewy body disease in Japan. J Neurol 237 : 197-204, 1990
18) Kosaka K, Iseki E : Diffuse Lewy body disease within the spectrum of Lewy body disease. In : Perry R, McKeith I, Perry E (eds) : Dementia with Lewy Bodies, Cambridge, Cambridge University Press, 1996
19) Kosaka K : Recent advances of DLB researches in Japan. 2_{nd} International Workshop on DLB. 1998 (Amsterdam)
20) McKeith I, Galasko D, Kosaka K, et al : Consensus guidelines for the clinical and pathological diagnosis of dementia with Lewy bodies (DLB). Neurology 47 : 1113-1124, 1996
21) Polymeropoulos MH, Lavedan C, Leroy E, et al : Mutation in the α-synuclein gene identified in families with Parkinson's disease. Science 276 : 2045-2047, 1997
22) Spillantini MG, Schmidt ML, Lee VMY, et al : α-synuclein in Lewy bodies. Nature 388 : 839-840, 1997
23) McKeith IG, Dickson DW, Lowe J, et al : Diagnosis and management of dementia with Lewy bodies. Third report of the DLB Consortium. Neurology 65 : 1563-1572, 2005

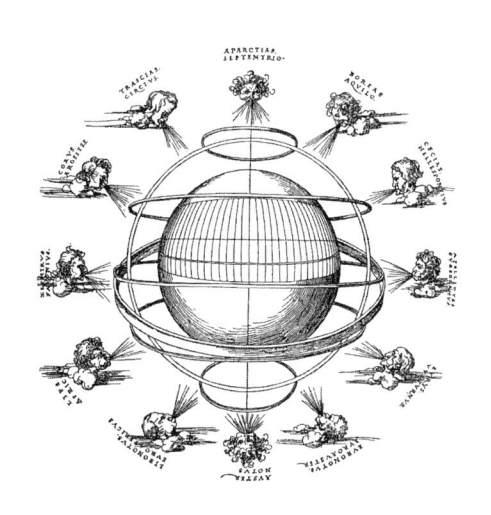

第 2 章
発見・概念

小阪　serendipity という言葉があります。日本語では偶察力と訳したりする。ご存じだと思いますが，serendipity というのは，偶然見つけたものから新しい大きな発見をするという能力を言う。これはイギリスのホレース・ウォルポールという人が 1754 年に初めて使った言葉で，あまり知られていなかったけれど，最近は割と知られるようになってテレビでも"Serendipity" というタイトルのドラマがありました。これはもともとスリランカの童話に『セレンディップの 3 人の王子』というのがあって，そこから出てきている。3 人の王子がそれぞれスリランカの国中を回って，その間にいろいろなことを記載した童話なのですね。そこから拾って，serendipity という名前ができた。

──　最近，特に自然科学系の人がよく使う。面白いというか，言葉の感じがいいですね。

小阪　確かにノーベル賞をもらった人たちの発見は結構偶然の発見が多く，それが大きなものに発展したのだと。若い人に，そういうちょっとした疑問を抱いた時に追究することが大事だよということを言おうと思って私は serendipity のことを話したのです。疑問を持つことが大事で，疑問を持ったら，それを追究するという気持ちでやったらいいという考えです。

最初の症例

パーキンソン症状が目立つ認知症症例

小阪　第 1 番目の症例です。1976 年に報告したもの[1]で，67 歳の女性です。56 歳の時に首を軽く振るわせるという症状と，物忘れがあるということを娘によって気づかれた。その後，記憶障害が徐々に進行して，65 歳時に認知症と精神運動不穏，興奮のために，私が非常勤で行っていた名古屋の M 病院に入院したのです。この前に東京の精神科病院に短期間入院していたのです。その時には診断されなくて，認知症も軽かったらしい。その時の病歴が見つからないので，くわしくわからないのですが，M

病院に入院してきた時にはすでに認知症が高度で，そのために幻視とか妄想があるかどうかはわからず，いろいろなことができない状態でした。ところが，認知症に加えて，筋の固縮が異常に目立った。動作も非常に遅いし，振戦はないけれど，パーキンソン症状が非常に目立つ。しかも意欲がない。

池田　それはアルツハイマー病で末期に出てくるのとは違う形ですか。

小阪　違う形です。やはり筋固縮なのですが，アルツハイマー病で，寝たきりくらいになると筋肉が固くなってくる。それよりはもっと前に歯車様筋強剛（cogwheel rigidity）が出ていた。ただ，振戦はないのですね。いわゆる典型的なパーキンソン病のものではないが，強い筋固縮がすでに認められて，何だろうと思っていたのです。私が診たのが 1970〜1971 年。神経病理の勉強を始めて，少し認知症に興味を持って，アルツハイマーの論文とかピック（Pick）の論文を盛んに読み始めたころです。アルツハイマー病自体がまれな病気だと言われていた時代なのです。だから，これは珍しいタイプのアルツハイマー病かなと，私は診断したのです。

池田　でも，臨床的には少しおかしいなとは思われていたのですね。

小阪　パーキンソン症状が目立つから，ちょっと違うかなとは思っていた。入院した後もずっと落ち着かなくて，むしろ拒絶的な態度でした。そのうち歩くことができなくなって，残念ながら腸重積で亡くなったのですね。全経過 9 年です。首の振るえというのは，パーキンソン病とどういう関係があるかというのはわからないのですが，認知症が主体に出てきて，パーキンソン症状が目立ってきたという，今で言うと通常型の DLBD に相当すると考えられます。駆け出しのころですから，こういう症例がアルツハイマー病かなと思ったのだけれど，それにしてはパーキンソン症状が目立つからひょっとすると違うものかもしれないなと思って，家族に頼んで剖検をさせていただいた。当時は HE 染色とか Nissl 染色といったものしかありませんから，脳を見ていたら脳幹にパーキンソン病のレビー小体（図 1-3a，14 頁）がまったく同じ分布でたくさんある。たくさんと言っても，ものすごくたくさんあるわけではない。いわゆるパーキンソン病の所

見があるのですね。

　大脳皮質を見ると，目立つのは老人斑。銀染色標本で見ると老人斑がいっぱいあるし（図 1-4，16 頁），神経原線維変化もたくさんある（図 1-5，16 頁）。大脳新皮質にもたくさんある。運動領域とかそういうところにはあまりない。視領野にもない。知覚領域にはあまりない。アルツハイマー病の病変はあることは確かなのですが。大脳皮質の深層の小型神経細胞中にボーッと赤く染まるものがある（図 1-3b，14 頁）。

池田　それはすぐ気づかれたのですか。

小阪　そうでもないです。

池田　普通は見えないですよね。

小阪　もちろん最初はわからない。一生懸命見ていたら，こういうのがあって，「あれ，これ何だろう」と思ったのが最初です。

池田　神経病理の勉強を始められて何年ぐらいたっておられましたか。

小阪　私は 1966 年から始めましたから 4〜5 年かな。そのころは，もちろん私は神経病理グループの一番下っ端だったから，上の先生方に「何でしょうね」と聞いたら，「何だろうね，これ」とかいう話で，もちろんレビー小体とは誰も言わない。当時，日本の神経病理の第一人者である白木博次先生にも聞いたのですが，結局わからなかった。よく見ると確かに赤く染まるからレビー小体に似ているけれども，ボーッと赤く染まっている。小さな神経細胞が膨れ上がっていて，核が偏在している像がいっぱいある。一生懸命見ればいっぱいある。こういう 1 例だけだったら私はあまり気にしなかったと思うのですが，同じころに私がずっと診ていた症例があったのです。

うつ病の症状から始まった症例

小阪　2 例目は，最初うつ病の症状を示していました。高齢発症のうつ病で，患者は非常に真面目な人で，「死にたい」と言って軽い自殺企図があり，私が外来で診ました。その後，奥さんと二人暮らしで，家では見きれないからということで M 病院に入院させたのです。そのころによく聞く

と，軽い幻視があるのです。その時に幻視はあまり重視されなくて，注目しなかった。幻視があって，自分は皆に犯人扱いされているという罪業妄想があり，そのために自分がいじめられるという被害妄想があった。アルツハイマー病のはじめかなと思った。しかしそのころは，「自分はこのごろ少しボケてしまって，先生何とか助けてくださいよ」とか言えたのですね。それで経過を見ていて，3か月くらいしたら大分落ち着いてきて，少し心気症的になってきた。この人は秀才で会社の重役だったのに，非常に私に対して依存的になってきて，それで少し認知機能が落ちているかなという感じでしたが，はっきりした認知症はなかった。退院させて外来でずっと診ていたら，少し動作が遅くなって，手の振るえはないけれど，軽い筋固縮が出てきた。そのうちに認知機能がだんだん落ちてきて，軽い認知症かなと思われる状態になった。外来で診ていて，奥さんも少しおかしくなったので，奥さんを入院させた。奥さんはそのうち落ち着いたので退院させて家で診ていたら，本人の調子がおかしいということで，往診したところ，腎不全があって，近くの病院の内科に入院させてもらった。軽い意識障害があって，その時に筋固縮など，パーキンソン症状が割と目立ったのです。ところが，肺炎を起こして亡くなってしまった。その脳を見せていただいたら，1例目と同じ所見があるではないですか。2例を続けて見たので，これは普通ではないと思った。

池田 2例目は割と軽いうちからずっと先生が追われていた。

小阪 そうです。ずっと診ていました。最初の症例は認知症が強かったけれど，2例目は認知症が軽度でした。病理を見ると，やはり軽いアルツハイマー病の病変もある。だから，アルツハイマー病かなと思ったけれど，パーキンソン病の病変も軽いけれどもある。それに大脳皮質にも1例目で見たレビー小体様のものがたくさんある。2例続けて見たから，これはただごとではないと思ったのです。そのころに岐阜の難波益之教授たちがレビー小体らしいものが大脳皮質にたくさんある症例を報告されていて，難波先生のところまで行って，その標本を見せてもらった。そうしたら，似ているではないですか。「これは先生，何でしょうね。レビー小体ではな

いですかね」と，難波先生と話したことがある．池田研二君が電顕などを見て，レビー小体の線維に似ているねという話になって，レビー小体かもしれないということになった．

　そのころ，大学紛争の最中で，私は医局長をやらされて研究できない．研究したら，当時は悪者ですよ．夜は毎日毎日議論ばかり．顕微鏡なんか見ていると，白い目で見られた．医局長の時は大変だったのです．これは大学にいても意味がないなと思って，逃げ出すようにして精神研に移った．これが1975年です．そちらに行ってから，レビー小体を盛んに勉強しました．

池田　でも先生は，精神研に来られるまでにすでに大体は気づかれていたのですね．

小阪　その2例については，レビー小体ではないかとは思っていた．石井毅先生にも聞いたし，松下正明先生にも聞いたし，白木先生にも聞いたけれど，何だろうねということで，結局結論は出なかった．

池田　それは先生，失礼ですが，神経病理学を始めてまだ4〜5年の時に見られたからということもあるのではないですか．

小阪　その当時は何も頭にないから．知らぬが仏です．

池田　きわめてニュートラルな状態で観察されたのではないでしょうか．おそらくその時代の神経病理の先生方の常識から言えば，レビー小体が大脳皮質にパラパラ見えるなんていうことは多分考えられないことですよ．それともう1つは，小阪先生が，他の病気もそうですが，臨床と病理の両方を一人で診られていたから，臨床の時点で通常のアルツハイマー病ではないなというお考えがすでにあったのではないかなと思うのです．

小阪　臨床をちゃんと診ていたから，やはり少しおかしいのではないかなと思っていた．それで脳を見たから，おそらくそういう発想になったのだとは思います．

池田　どちらかだけ見ていたとしても，だめですね．

小阪　病理だけでは，わからなかったでしょうね．臨床だけ診ていたら，もちろんわからないで，おそらくアルツハイマー病と診断したでしょう．

両方が大事だなということを痛感したわけですね。だから，1976年の論文は，Presenile dementia with Alzheimer-, Pick- and Lewy body changes という題名です[1]。よく見ると，ピック小体があるのです。ごく少ないけれど，一生懸命に見ると。ピック小体だという根拠は，小柳新策先生に電顕を見てもらったら，ピック小体でした。これは数が少ないけれども。

DNTCの症例

小阪 実は3例目は赤井淳一郎先生の症例なのです。赤井先生が甲府の山梨中央病院で診ていた患者さんで，亡くなって「先生，同じようなものがあるよ」ということで持ってみえた症例です。その3例を見て，ちょうどミュンヘンにいる時にLewy bodies in cerebral cortex ; Report of three cases. の論文を書きました[2]。

　今日はお話ししないけれど，『トーク 認知症』にも出ているように，石灰沈着を伴うびまん性神経線維変化病，diffuse neurofibrillary tangles with calcification（DNTC）の症例。あれも臨床を診ていて，病理を見て，そういう症例を3例見たので1つの新しい病気として1994年に報告した[3]のです。

池田 あれは私も少し思い出があります。

小阪 臨床の最初の症例ですね。

── どういう意味ですか。

池田 最初の臨床例として『脳と神経』に載せていただいた症例です。小阪先生にコメントをいただいて。あの症例がまさに，臨床段階で症状が違っていたのです。非常に変わっていて，ピック病ともアルツハイマー病とも言えないような症状で，どんな画像なのだろうと思ってCTを撮らせてもらった。患者はもともとうつ病で発症し何年も兵庫県の精神科病院に入院されていた。一過性の精神病様状態で，私が会った時には，もうそれがなくて，他の患者さんに料理配ったりしているような方でした。CTを撮ってみたら，石灰化があって，ピック病のように痩せていて，あわてて大学に持って帰った。田邉先生に見せたら，2～3日してニコニコと笑っ

て，小阪先生の論文を「この症例と違う？」と言って持ってこられた。たまたま松下先生が，西村健先生に会いに来られたので，その時に念のために見てもらったら，小阪先生が言っているDNTCという病気だと言われた。当時MRIとかSPECTも精神科病院では撮れませんから，自分の車に乗せて，大阪の堺市まで行った。たいへん思い出深いです。

　画像も見れば違うのですけれど，当時精神科病院に入院されている方にCTなんか全部撮りませんから。SPECTももちろんないですし，臨床から入って「おやっ」と思ってCTを撮ってそれが見つかった。それからいろいろな検査を。まだ認知症は軽かったのですね。いろいろな神経心理学的な検査を，多分今報告されている中でも一番詳しくしていると思うのですが，思い出深い患者さんです。その時も小阪先生の論文をずいぶん勉強させていただきました。

小阪　話を元に戻しますが，2つ目の論文[2]は3症例を基にして，大脳皮質のレビー小体の重要性を指摘して，さらに扁桃核・前障にもレビー小体が好発すること，レビー小体と神経細胞死とは密接な関連があるということを指摘した重要な論文です。

池田　そこを指摘されたのは，神経原線維変化とか老人斑の少ないところでレビー小体がいっぱいあって，神経細胞死が見られたからですか。

小阪　これは後で話します。レビー小体の経過をずっと詳しく見ていると，神経細胞がだんだん落ちているということを見つけたのです。

レビー小体病の概念

小阪　1980年にレビー小体病の概念をまとめました[4]。

　レビー小体病は「慢性進行性の神経精神疾患であり，臨床的には，初老期や老年期，時にはより若年に発症するパーキンソン症状によって特徴づけられる」わけです。これだけをみると，パーキンソン病になるわけですね。ところが，「認知症を伴うことも伴わないこともある」と続きます。認知症を伴うものは，今Parkinson disease with dementia（PDD）と言わ

れている。さらに、「症例によっては、進行性認知症が主症状で、後にパーキンソン症状を伴うこともある。場合によっては、シャイ・ドレーガー症候群みたいな自律神経症状が目立つこともある」。そういうふうに臨床的には定義することができるのです。「神経病理を見ると、分布が特徴的なのですが、中枢神経系、交感神経系に多数のレビー小体があって、その部位では神経細胞脱落がある」。そういうことによって特徴づけられる。重要なことは、「種々の程度のアルツハイマー病変を伴っている」ということ。程度はいろいろで、比較的軽いものからひどいものまである。レビー小体病とアルツハイマー病とは、かなり密接な関連があるよということを、その時に指摘したのです。そしてそれは3つのタイプ、「脳幹型」、「移行型」、「びまん型」に分けられる（表1-1、18頁）。

びまん性レビー小体病（DLBD）の概念

小阪 1984年にびまん性レビー小体病（DLBD）を提唱しました[5]。その概念は、「臨床的には主に初老期・老年期、時にはより若年に発症する進行性の皮質性の認知症とパーキンソン症状や自律神経症状で特徴づけられる」ということです。びまん性ですから認知症が主体で、そこにパーキンソン症状と自律神経症状も加わってくるというわけです。「病理学的には、中枢神経系や交感神経系にレビー小体が多数存在する」。今風でいうと、これはレビー小体だけではなくて、Lewy neurite（レビー型神経突起変性）も一緒に加わってくる。さらに、「種々の程度のアルツハイマー病変の併存によって特徴づけられる」、そういう精神神経疾患であると。
池田 Lewy neurite というのは、やはり免疫染色が出てから急に広まったのですか。
小阪 そうです。2009年の神経病理学会の50周年記念で発表するように小柳清光会長に頼まれたので、1例目について免疫染色をやったのです。α-synuclein で染めて見ると、α-synuclein pathology（レビー小体とLewy neurite）がすごいのです。

池田　最初の症例ですか？

小阪　最初の症例は特にすごい。この免疫染色を見ると，これは新しい病気だとすぐわかるほどです。

池田　その一部がHE染色で見えていて，先生が気づかれたのですね。

小阪　そうそう。α-synucleinの免疫染色標本を見たら，HE標本などの古典的標本だけで，本当にわれながらよく見つけたなという感じがしますよね。何人かにそう言われたのだけれど。

池田　私もびっくりしました。それともう1つ驚いたのが，先ほどのレビー小体と神経細胞死の関係ですね。あれがやはり気づかないですね。

小阪　気づかないね。それが重要なのですが。

DLBと認知症を伴うパーキンソン病（PDD）は同じ

小阪　さて，レビー小体型認知症（DLB）と認知症を伴うパーキンソン病Parkinson disease with dementia（PDD）とは同じかどうかという問題があります。かつては神経内科系の先生方は別だというとらえ方をする人が多かったけれど，これは実は同じだという考えが今，優勢になっています。DLB＝PDDと考えたほうがよろしいということ。最近神経内科の人たちもそういう考え方に同意するようになってきたのですね。

皮質性認知症と皮質下性認知症

小阪　DLBにおける認知症には2種類ある。つまり皮質性認知症（cortical dementia）と皮質下性認知症（subcortical dementia）です（表2-1）。これは古い概念で，今あまり言われなくなったけれども，DLBには適応してもよろしいのではないか。皮質性認知症というのは大脳皮質のレビー小体で説明できる。アルツハイマー病変も影響していると思うのですが，特に純粋型ではレビー小体と神経細胞脱落が起こってくるもので，明らかに大脳皮質病変によって起こるもの。ところが，皮質下性認知症というのは単なる臨床像の違いだけで言っているのではなくて，病理学的にも裏づ

表 2-1　DLB における皮質性認知症と皮質下性認知症

皮質性認知症	大脳皮質のレビー小体と神経細胞脱落によって起こる びまん性新皮質型（DLBD）＆辺縁型
皮質下性認知症	皮質下諸核の脳幹型レビー小体と神経細胞脱落によって起こる 脳幹型＆辺縁型の一部

表 2-2　DLB における皮質性認知症の特徴

- DLB における皮質性認知症はアルツハイマー病（AD）のそれに似るが，記憶障害は早い時期には通常 AD より軽い
- 頭頂-後頭領域の巣症状は DLB では AD より少ない
- しかし，視覚認知機能の障害は DLB でめだつ
- DLB では AD より認知症の進行が早い

表 2-3　DLB における皮質下性認知症の特徴

- 精神緩慢と注意移動の障害が最も特徴的である
- パーキンソニズムが認知症に先行する
- パーキンソニズムの発症から認知症の出現までの期間は 1 年以下から 20 年以上までいろいろである
- **大脳皮質や白質の病変はみられない**

けが必要である。皮質下諸核に脳幹型のレビー小体がたくさんあり，そこに神経細胞脱落があって，それによって認知症が説明できるものということです。これは脳幹型の場合にあてはまる。辺縁型の一部もここに入ってくる。だから，従来皮質性認知症と皮質下性認知症というのは，もちろん病理像を頭に入れながらではあるが，主に臨床的な観点で両者を分けていたのですね（表 2-2, 3）。私は皮質下性認知症と言う場合には，大脳には大した病変がないものというように定義しています。

　だから，DLB の皮質下性認知症というのは，正に bradyphrenia（精神緩慢）と注意障害ですね。attention shift の障害。これが最も特徴的であって，加えてパーキンソン症状が認知症に先行するものです。パーキンソン症状の発症から認知症の出現までの期間は，1 年以下もあれば 20 年

以上のものまであって，今で言う one-year rule なんかは無関係です。しかも，病理学的には大脳皮質や大脳白質には病変がないものという条件をつけて，それを DLB の皮質下性認知症と言いましょうというのが私の考えです。

池田 とてもそれはわかりやすいと思いますが，病理と同じように当然その移行型もあるわけですよね。両方が混じっている。おっしゃったように皮質型の典型的な皮質性認知症を呈する例と，パーキンソン症状が先行して，後で精神緩慢が起こる例が両極端にあって，その間にいろいろある。そこが概念が混乱しやすいところでもあるし，逆に臨床的には面白いところでもあると思うのですね。いかにも私たちがレビー小体病っぽいなというのは，おそらく皮質性のほうの要素が強い人で，ゆっくりしてボーッとして，だけど時間かけたら，ちゃんと答えが返ってくるようなタイプの人が皮質下性の人で，それがオーバーラップしているところが非常に興味深いです。

小阪 1988 年の論文[6]の題名は Lewy body disease with and without dementia で，認知症のあるレビー小体病と認知症のないレビー小体病というのは，どういう病理学的な違いがあるかということで，特に脳幹病変に焦点を当ててパーキンソン病で検討したのですね[6]。

皮質下性認知症に相当するものと認知症がないもの 12 例を詳しく検討しました（**表 2-4**）。両者には年齢・性・罹病期間などに大きな違いはありません。脳重量が PDD では少し軽いというのはありますが，基本的にはそんなに大きな差はないです。

大脳には病変がないというのが条件です。それでマイネルト基底核，傍黒質核（黒質のすぐ内側の核），青斑核，それから縫線核の上中心核。いわゆるレビー小体がよく出るところをくわしく調べたのです（**表 2-5**）。神経細胞脱落を見ると，認知症がないものから，少しあるもの，かなりあるものというふうに分けていくと，ない症例では，マイネルト基底核，青斑核で病変の軽いものが多い。だけど，そういうところでも病変が強いものもある。一方，傍黒質核とか縫線核では何とも言えない。ところが，認

表 2-4 認知症ありとなしのパーキンソン病の臨床データ[6]

	認知症あり (12)	認知症なし (12)
発症年齢	69.9	62.3
死亡年齢	75.7	67.9
全罹病期間（年）	5.7	5.9
男：女	3：9	5：7
脳重量（g）	1171.1	1329.4

表 2-5 認知症ありとなしのパーキンソン病の主な脳幹病変の比較[6]

認知症	マイネルト基底核			傍黒質核			青斑核			上中心核		
	−	＋	＋＋	−	＋	＋＋	−	＋	＋＋	−	＋	＋＋
なし	5	4	3	2	6	3	3	6	3	5	6	1
あり	0	2	10	2	6	3	1	1	10	4	6	2

大脳には病変なし

知症があるパーキンソン病ではマイネルト基底核の変化が強い。青斑核の変化も強い。このマイネルト基底核と青斑核の病変が大きな意味を持っているだろうけど，それだけでは説明ができない。だから，アセチルコリン系とセロトニン系を中心として，いろいろな神経伝達物質系がいろいろと重なり合って，皮質下性認知症の臨床像を示すのではないかというのが私の結論です。

　図 2-1a がマイネルト基底核の正常で，b が PDD の場合です。c が正常な青斑核で，d が PDD の青斑核で，明らかに神経細胞の脱落がある。ここには，よく見るとレビー小体があります。

池田　マイネルト基底核の神経細胞が脱落しているのは，アルツハイマー病とは違って，レビー小体があるために脱落していると先生はお考えですか。

小阪　そういうふうに考えています。

　その時の結論は，cholinergic system と serotonergic system の障害が重要な意味を持っているけれども，その他の neurotransmitter system も

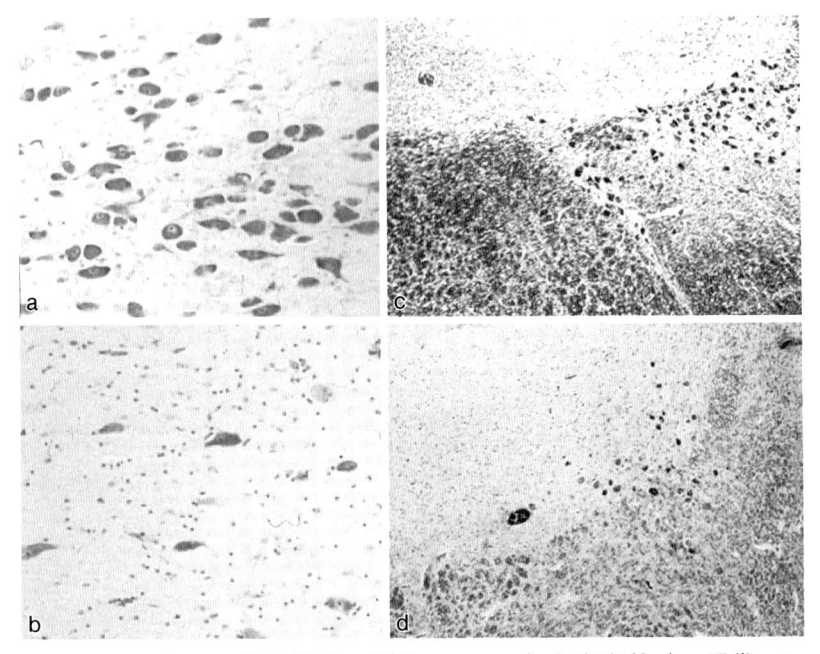

図 2-1 マイネルト基底核（a：正常，b：PDD）と青斑核（c：正常，d：PDD）

かかわっているだろうというものでした。臨床的に見ても病理学的に見ても移行は当然あり，移行像を言ってしまうと何も言えなくなってしまうので，両極端だけを見て，どうだろうかというのを見たということです。DLB では脳幹型（brain stem type）というのが記載されています。脳幹型と言っているにもかかわらず CDLB（consortium on dementia with Lewy bodies）ガイドラインではその臨床像については何も言ってない。いわゆるびまん性新皮質型（diffuse neocortical type）についての診断基準はあるけれども，脳幹型の DLB については何も言ってない。それは不十分ではないかというのが私の批判です。それには誰も答えない。というところで，まだ問題点があると思っています。

通常型と純粋型

小阪 1990 年に DLBD をアルツハイマー病変の有無によって通常型と純粋型に分けました[7]。通常型の場合は高齢発症が多くて，記憶障害に始まって皮質性の認知症が主体で，後からパーキンソン症状など出てくることが多い（表 1-2, 20 頁）。

　純粋型の場合は，逆に若年のものが多くて，パーキンソン症状で始まって，比較的長い経過をとって亡くなっていく（表 1-3, 20 頁）。パーキンソン症状の後で認知機能の障害が加わってくる。いわゆる PDD です。こういう PDD を記載しているにもかかわらず PDD と DLB を分けたところに CDLB ガイドラインの問題がある。

　この当時，1990 年の通常型と純粋型の日本人症例の臨床診断では，アルツハイマー病が一番多くて，通常型では約 40% です。診断できなかったというのは 20.4%。中にはパーキンソン病という診断。これはパーキンソン症状が主体だったから，そう言ったのでしょう。シャイ・ドレーガー症候群が目立ったので，シャイ・ドレーガー症候群というのもあったし，正常圧水頭症（NPH）という診断もあるし，老人性精神病というのもあったり，統合失調症にパーキンソニズムが加わったとか，あるいは初老期認知症というものもあった。ただ，純粋型を見ると，圧倒的に多いのはやはりパーキンソン病の診断で約半数。それから診断できないというのもかなり多い。中には初老期のアルツハイマー病というものがあったし，統合失調症＋パーキンソン病というのもあったということで，臨床診断はまったくいろいろでした（表 2-6）。

純粋型の症例から始まったレビー小体の研究

池田 先ほど先生は臨床的にも spectrum の両極端をきちんと見ないとなかなか整理がつかないとおっしゃいましたが，最初の池田研二先生の 1 例が純粋型でしたよね。
小阪 そうです。

表 2-6　DLBD 報告例の臨床診断（1990 年）[7]

	通常型（28）	純粋型（9）
アルツハイマー病	11 (39.3%)	1 (11.1%)
パーキンソン病	4 (14.3)	4 (44.4)
シャイ・ドレーガー症候群	1 (3.6)	0
正常圧水頭症	1 (3.6)	0
老年精神病	1 (3.6)	0
統合失調症＋パーキンソン病	1 (3.6)	1 (11.1)
初老期認知症	1 (3.6)	0
診断不明	8 (20.4)	3 (33.3)

池田　最初のころに純粋型を見られたというのは，先生にとって大きかったのですか。

小阪　それはそうです。特に池田君たちの症例はすごく大きな意味があって，ああいう症例はまだなかったですからね。重要なことはあの症例には目立った認知症がないということです。私はそれに疑問を持って，認知症はあるだろうと思ったのだけれど，臨床的にははっきり記載がないらしい。彼らがその患者を診ていたわけではない。記載がないから，なかったのではないかと言っているのです。だから，そこはぶれてしまって，1984年の論文の中では，おそらくこういうDLBDの症例の認知機能の障害には，アルツハイマー病変の意味は無視できないということを記載したのです。それはその1例があるからです。

池田　あるがために逆にぶれた。

小阪　それがなかったら，明らかに大脳皮質のレビー小体が認知症に関係すると言いたいのだけれど，池田君の1例があるので，そこまでは明言できなかったのです。それが今少し悔やまれるところです。

池田　それでもすごいなと思うのは，今で言えばレビー小体も神経原線維変化も老人斑も同じように語られるわけですが，実際に免疫染色ではなくて，普通標本で見ると，激しさというか目立ち方が違いますよね。

小阪　違います。

池田　大脳のレビー小体はボーッとして小さいのが見えるだけで，神経原線維変化とか老人斑が横にあれば，それらが目立って見えるわけですよね。そこで，私は常々お聞きしたいと思っているのは，なぜ先生がレビー小体にこだわられたかということ。最初の頃に純粋型を見られた影響もあったのかなと思っていたのですが。

小阪　もちろんそれはある。でも，われわれが報告したのは全部通常型なのです。純粋型というのは，本当に自分で見たのは池田君たちの症例だけであって，他のものは学会で見ただけです。

池田　多くの方は，多分通常型を見ていて，おそらく先生のようにはレビー小体に気づかなかったか，あるいは気づいていても，それほどそこに価値を見出さなかったはずです。

小阪　比較的少ないからね。

池田　先生はなぜレビー小体にこだわられたのかというのを常々聞きたかったのです。

小阪　それはやはり無知なところにあるのでしょうね。あまりいろいろなことを知り過ぎていると，ノイエスは出ない。

池田　私が今回，どうしても聞きたいのは，しつこいですがなぜこのレビー小体に注目されたのかということです。私は先ほど言いましたように1年間だけ，精神研で勉強させていただきました。1年だけで本当にかじるだけだけれど，自分が見ている患者の脳はどうなっているのかというのを知ろうと思って行って見て，正直いって一番肩透かしを食ったのはレビー小体です。私の頭の中では，ワーッと見えると思った。ところが，全然見えない。どう素直に見ても，それは欧米の人たちもそう見たのでしょうけれど，やはり認知症はアルツハイマー病変からきていると。素直に見るとそう思わざるを得ないぐらい激しさがレビー病変と違うのですね。確かに池田研二先生の指導を受ければ，ボーッとしたのが見えるのです。だけど，それがDLBの特徴をつくっているとは，とても素人には思えないので，それをどこでそういうふうに…。

小阪　素人でなく玄人でも思えないでしょう。よく言われたのは，レビー

小体がたくさんあるとしても，神経細胞が落ちてないのではないですかと。だから，何でこれが認知症に関係があるのかということをよく言われました。最近でも言われる。ところが，最近の免疫染色ではすごいですよ。

池田 でも，先生の時はそれはなかったのですよね。

小阪 そのころはもちろんなかった。

池田 それでなぜ強い信念を持って主張されたのですか？ やはり国際的に認知されるまで10年とか15年かかっていますでしょう。

小阪 30年くらい。

池田 それをなぜ全然ぶれずに…。

小阪 それしかなかったからじゃないかな。

池田 そんなことはない。先生は他にピック病にしても，DNTCにしても，山のようにお仕事があるわけですから，別にそこを避けようと思えば避けて通れたはずだと思うのですが。

小阪 だけど，標本を見ながらこれだよというと，「ああ，これがそうですか」と言う。自分で探してごらんと言うと，探せない。「どこにあるのですか？」と。そういうものなのです。

池田 臨床もそうですよね。先生はよくこのごろ，病理で見れば見るほどレビー小体に気づくようになる病気だとおっしゃっているけれど，臨床が正にそうで，DLBの典型像が頭に入ると，どんどん自分の診断の中でアルツハイマー病からDLBが鑑別されていくのです。

小阪 臨床もそうです。

池田 教えてもらうだけではなくて，ある時，それを獲得し自分でこれだというのがつかめると，多分わかってくるのだと思うのです。ただ，しつこいようですが，どう考えても，最初の像を見ると，それが新しい病気だと思えないです。それをどうして，思われたのですか。

小阪 わからないですね。でも，今まではレビー小体は大脳皮質にないというのが常識だったわけでしょう。あえて言えば，「そんなことないんじゃないか」というところからきているかな。

池田　しかし，その時点では，まだ多くの人はアルツハイマー病変が認知症を起こしていると思っていたわけでしょう。

小阪　でも，純粋型があるわけですからね。

池田　それで先生，最初の頃に純粋型を見られたのが大きかったのではないかなと。

小阪　そう。それは大きかった。純粋型はアルツハイマー病変では説明できないわけですから。純粋型でも，明らかに認知症があるのが普通です。かなり高度な認知症です。確かに通常型だけではなかなか難しい。

池田　そうですね。最初の2, 3例の純粋型の存在は大きかったのですね。

小阪　それは大きい。画像を見たって，典型例を見ると，そんなに強い脳の萎縮はないですからね。「何でこれで認知症が起こるの？」という像ですね。知らぬが仏だったかもしれない。

DLBDの日本人例・欧米人例の比較

小阪　その後，1993年，ドイツ精神医学会150周年記念シンポジウムがあったのですよ。大聖堂のあるドイツのケルンで行われたのです。この時は日本からも何人か行ったけれど，私は認知症の報告で参加した。私のテーマは「びまん性レビー小体病：日本人例と欧米人例の比較」[8]で，その時に報告をしたのが表2-7〜9です。あまり知られてないかもしれませんが，その後，欧米でたくさんのDLBDの症例が報告された。日本の症例と欧米のDLBDの剖検例を比較したデータです。これ，実は本にできたはずなのに，本をつくらなかった。だから，論文原稿は出したにもかかわらず残念ながら本になっていないのです。これは，重要なので紹介します。通常型が全部で78例（日本人例が33例で欧米人例が45例）。純粋型が33例（日本人が11例で，欧米人例は22例）です。欧米では1985年から7〜8年の間にこんなにたくさんの症例が報告された。日本人例以上に報告されたということは，それだけ欧米で注目されたわけですね。

　それを比較すると，面白い。通常型は日本人例と欧米人例であまり変わ

表2-7 DLBD日本人例と欧米人例の比較[8]

	日本人	欧米人	計
通常型	33	45	78
純粋型	11	22	33
計	44	67	111

表2-8 DLBD通常型の日本人例と欧米人例の比較[8]

	日本人	欧米人
発症年齢	68.5(55〜87)	66.7(38〜88)
若年期	0%	5.6%
初老期	39.4	22.2
老年期	60.6	72.2
死亡年齢	75.1(56〜94)	72.0
罹病期間	6.1(1〜24)	5.2(0.5〜14)
性（男：女）	1：0.6	1：0.7
初発症状		
記憶障害	54.5%	81.4%
パーキンソニズム	18.2	13.4
精神病状態	15.2	0
めまい	12.1	0
うつ	0	2.6
運動低下	0	2.6
臨床診断		
AD	54.2%	60.0%
PD	24.8	8.0
進行性核上麻痺	4.2	8.0
血管性認知症	0	4.0
シャイ・ドレーガー症候群	4.2	4.0
正常圧水頭症	4.2	4.0
多発性硬化症	0	4.0
DLBD	0	4.0
他	8.4	12.4

AD：アルツハイマー病，PD：パーキンソン病

表2-9 DLBD純粋型の日本人例と欧米人例の比較[8]

	日本人	欧米人
発症年齢	38.9(12〜71)	64.5(18〜83)
若年期	72.7%	9.6%
初老期	18.2	19.0
老年期	9.1	71.4
死亡年齢	47.5(15〜76)	70.6(30〜87)
罹病期間	8.7(2.5〜14)	6.2(1〜19)
性（男：女）	1：0.6	1：0.5
初病症状		
パーキンソニズム	81.8%	50.1%
記憶障害	0	40.9
精神病状態	18.2	0
めまい	0	4.5
嗜眠	0	4.5
臨床診断		
PD	80.0%	49.9%
PD＋CJD	0	5.6
統合失調症＋PD	10.0	5.6
AD	0	11.1
AD＋PD	10.0	0
血管性認知症	0	11.1
CJD	0	11.1
脳炎後パーキンソニズム	0	5.6

AD：アルツハイマー病，PD：パーキンソン病，CJD：クロイツフェルト・ヤコブ病

りはない。若い症例が欧米に1例くらいありますが，大体初老期，老年期に発病し，老年期に多い。死亡年齢は大体75歳。男女比は1：0.6〜0.7で両方とも男性に多い。罹病期間は5〜6年。比較的経過が早い。

初発症状を見ると，半数〜2/3以上が記憶障害で，特に欧米では81.4%と多い。中にはパーキンソニズムや精神病症状で発病するものもある。うつ病や筋力低下で起こることもある。でも，記憶障害が多くて，特に欧米では圧倒的に記憶障害で発病している。

臨床診断を見ると，ご覧のように，アルツハイマー病が多く，特に欧米では60%がアルツハイマー病ですね。次いでパーキンソン病が多く，特に日本では約1/4と多い。終わりのほうにはDLBDと診断された症例も混じっています。通常型は日本人例と欧米人例とであまり変わらないのですが，純粋型を見てください。

日本では先ほど言ったように若年発症が多い。65歳以前の発病が圧倒的に多いです。ところが，欧米では少なく，若年発症は9.6%にすぎず，多くは老年期の発症で，通常型とあまり変らない。男女比は大体同じで，男性のほうがより多い。死亡年齢は，欧米では70歳代，日本では40歳代。罹病期間も高齢であるがために欧米のほうがより短くて6.2年。日本では8.7年。こういう違いがある。これは面白いでしょう。

池田 家族性は関係ないのですか。

小阪 当時は家族性はない。初発症状を見ると，日本では純粋型の場合にはパーキンソニズムが81.8%。欧米では50.1%がパーキンソニズムで，40.9%が記憶障害という違いがある。

臨床診断の違いもある。日本では，パーキンソン病が圧倒的に多い。欧米では，パーキンソン病という診断も多いけれど，いろいろなものがあります。記憶障害が多いのにパーキンソン病という診断が多いのは欧米では，パーキンソン病についての考え方が日本と違うのでしょうかね。いずれにしても純粋型は，日本と欧米の間でこういう違いがある。

DLBD の神経病理診断基準

小阪 1996年の第1回国際ワークショップの結果では，神経病理診断基準も出ていまして，レビー小体の分布によってDLBを脳幹型，移行型（辺縁型），新皮質型と3つのタイプに分けたのです[9]。まさに私のレビー小体病の分類に基づいて3つのタイプに分けて，脳幹型というのも入れているのですね。つまりDLBの中には脳幹型もあるのです。それをちゃんと記載しているのにその臨床像の記載は何も書かれてない。

私達は1996年に"Cerebral type of Lewy body disease"という論文をNeuropathologyに発表した。そこでは，レビー小体病には3つのタイプの他にもう1つ大脳型もあるということを記載しました[10]。

論文では大脳型レビー小体病の自験例を挙げました。77歳の時に「俺は結婚しているのか」「子どもはいるのか」などと何回も聞き，4か月後には食事をしたことも忘れ，物忘れが目立つようになった。「ここは俺の家ではない」，親が亡くなっているのに「親はどこなのだ」と言って捜し回る。アルツハイマー病なんかで，よくそういう症状が見られます。78歳には，妻もわからなくなる。79歳には怒りっぽくなって，「虫がいる」「人が来た」などと言う。こういう幻視のような症状があって，F病院に入院した。その時はもう認知症が高度でした。パーキンソン症状はない。長谷川式は3点。CTを見ると，脳萎縮があって，前頭，側頭にやや目立つ。その後，夜間眠らず，行動がまとまらず，尿失禁もあり，着衣失行なども見られ，全面介助が必要となった。そのくせレクの時に「北国の春」を正しく歌ったりする。その後，ふらつき，歩行が困難になって，寝たきりになった。パーキンソン症状は最後までない。2年の経過で亡くなってしまったのですが，臨床診断上はアルツハイマー型老年認知症と言わざるを得ないという症例です。

ところが，この脳を見ると（図2-2），レビー小体がごく少数は脳幹にあるのです。だけど，神経細胞の脱落はなくて，パーキンソン病とは診断

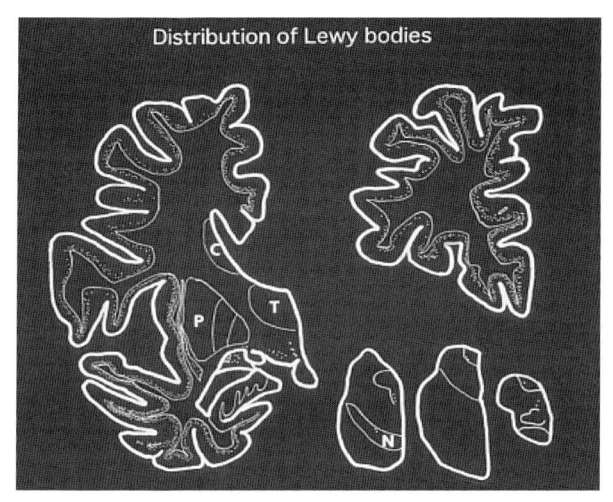

図2-2 大脳型レビー小体病のレビー小体の分布
C：尾状核, T：視床, N：黒質, P：被殻。

ができない。今は incidental Parkinson disease とか sub-clinical Parkinson disease とか言っている人もいますが，そのレベル。ところが大脳皮質には DLBD と同じように広範な病変があるというのが大脳型。これは症例が少ないけれども，重要な意味があると主張しました。

レビー小体病におけるレビー小体の進展

小阪 図2-3はアルツハイマー病のブラーク分類（Braak staging）で有名なブラーク（Braak）教授によるものです。彼はフランクフルトのもともとは神経解剖学者です。彼はいつも DLB の国際ワークショップには出てきていて，DLB についてはよく知っているはずですが，2003年にパーキンソン病のレビー小体の進展状況を詳しく記載している。つまりレビー小体は，パーキンソン病では延髄，特に迷走神経背側核から始まって，橋の青斑核とか縫線核にいく。そして，中脳に行って，黒質とかに出てきて，さらに進むと大脳辺縁系に出てきて，そして新皮質に出てくる。だから，

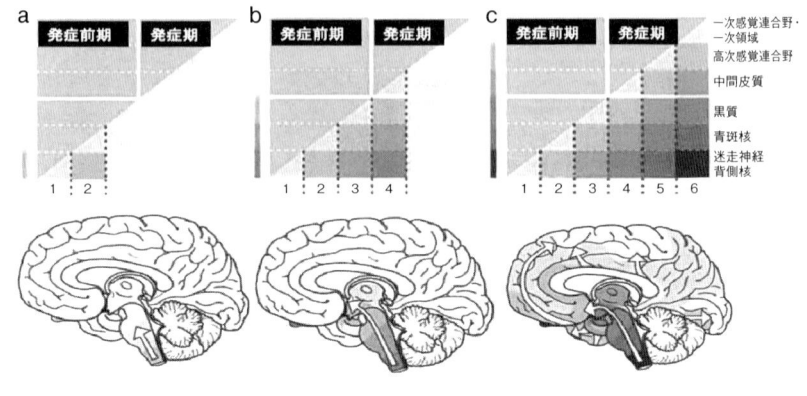

図2-3 パーキンソン病のレビー小体の進展図（Braakによる）

6期分類をしています。パーキンソン病では，こういうふうにレビー小体が発展していくという非常に有名な論文を提出しまして，世界中の神経内科医はこうだと思っているのです。

池田 今でもですか。

小阪 思っているはずです。ブラークの仮説は下から上へとレビー小体が進展していく。ところが，私の言っている大脳型というのは，上から下へ。つまり大脳皮質から脳幹へと進展していく。だから，私は2つのタイプがあるということを主張している（図2-4）。

池田 村山繁雄先生が最近言われているのは…。

小阪 村山さんはブラークと同じように小阪も下から上へと言っていると言っているのです。この間，研究会で「村山先生，それ違うよ。私は大脳から下へというルートもあることを強調しているよ」と言ったのです。そうしたら，彼はディクソンがそう言っていると。ブラークよりも前に下から上へという説は小阪が言っているから，だから私も小阪，ブラークと書いているという話をした。大脳型のことを知っているかと言ったら，それはあまり知らなかった。村山さんは，嗅球から大脳辺縁系へ行って，そこ

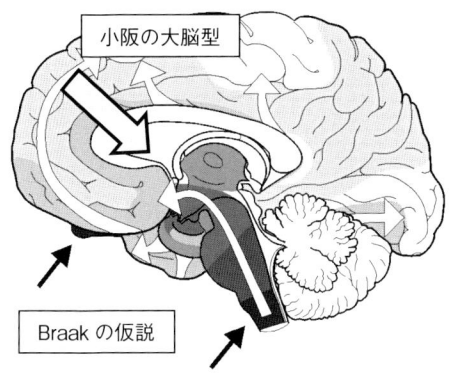

図 2-4 レビー小体病におけるレビー小体の進展（図は葛原茂樹先生より借用）
Braak は下から上へ，小阪は上から下への進展例もあると主張．

から大脳皮質へ行くというルートを主張しています。

池田 見つけたのですね。

小阪 そうそう。嗅球から来ていると。これは1つの考え方でいいと私も思っています。いずれにしても，大脳型（上から下というルート）も非常に重要です。そういう目で見ると，DLBD の中でも，パーキンソン症状が最後まで出てこなかったのが 30％ あった。それは，実は大脳皮質の病変が主体であって，上から下へ行くが，下の症状がマスクされてしまったというのが私の考えです。そのことは，まだ十分浸透していません。

ATD type

小阪 井関栄三君と私の「新たな臨床病理学的亜型分類の提唱」という論文[11]で通常型から ATD（Alzheimer type dementia）type を分けることを提案しました。つまり明らかなアルツハイマー病の合併は，ATD type と呼ぼうということです。私は元々通常型の中に ATD type があると言っ

てきたのですが，両者を分けようという提案です。

　DLBD の症例報告以前の考え方は，ほとんどの PDD 症例はアルツハイマー病の合併であると考えられた。1979 年のハキムとマシソンの論文では，34 例中 33 例にアルツハイマー病が合併していた。97% です。ボラーたちは 16 例中 12 例がアルツハイマー病の合併だといった。しかし，DLBD の発見，それからアルツハイマー病のブラーク分類の報告以来は，こういう考え方は否定されて，今ではそんなことを言う人はいなくなった。ということで，彼らは大脳皮質のレビー小体を見逃していたと，はっきり言えます。

PDD とは何か

小阪　認知症を伴うパーキンソン病，PDD とは何か。これは私の考えですが，初発症状は通常パーキンソン症状である。だから，臨床的にはパーキンソン病と診断される。中には非定型パーキンソン病と言う人もいます。どうしてかというと，振戦が出ないから。DLB の場合には振戦があまり出てこないので，パーキンソン病と言わない人もいますが，非定型とも言ったりします。少なくとも早い時期にはパーキンソン症状に対して L-ドパが通常は効果がある。ところが，そのうちに認知症が加わってくる。その出現期間は，1 年だろうが，10 年でもよい。とにかくパーキンソン病と診断したものに認知症が加わったものを PDD と呼びましょうというのが私の考えです。

　2006 年にリッパたちの DLB/PDD at a Crossroad というシンポジウムが行われたのですが，このグループの Neurology の報告でも，それからマッキース教授が中心になってやっている DLB/PDD Working Group の 2005 年の CDLB ガイドライン改訂版でも，パーキンソン病と PDD，それから DLB をまとめてレビー小体病という用語を使用しましょうと記載され，最近になってやっと私が長年主張していたことが認められました。

池田　やっと 1980 年の論文に戻ったのですね。

小阪　マッキース教授たちも全然受け入れてくれなかったけれども，やっと受け入れるようになった。私の考え方がやっと取り入れられた。1980年ですから，25～6年かかっています。

――　日本でも，特にこういうかたちで認められることは，なかなかないのではないですか。

池田　その通りです。小阪先生が途中で研究をやめておられたら，このようになってないです。

小阪　日本人の業績は基本的には，欧米人は認めたがらない。

　DLBとPDDの間には臨床的・病理学的な決定的な違いはないが，認知症が起こるタイミングの違いがあって，当面はDLBとPDDという両者を一応分けるということで用語は残しておこうというのがone-year ruleの問題。これをいまだにマッキース教授は主張するのですね。私が主催した横浜での国際ワークショップの時は，「特にscientificな意味はない。だけど，便宜上DLBとPDDは一応区別しておきましょう」ということになったのです。これは彼の考えです。

池田　マッキース教授は神経内科医ではないのに，なぜone-year ruleにこだわるのですか。

小阪　それがわからない。彼はPDDをあまり診ていないからだと思います。DLBしか診てない。PDDをよく診ているアースランド（Aarsland）教授ですらこれはおかしい，DLBとPDDは一緒だと言っているのだけれど，マッキース教授だけはone-year ruleを主張し，これがまだ残っているのです。2003年の国際ワークショップの時は，これはやめようということになったはずなのに，いまだに出ている。そういうところに問題点が残っています。そういう経過で，まだ全体での概念について討論が必要になるという状況です。

■文献

1) Kosaka K, Oyanagi S, Matsushita M, et al : Presenile dentia with Alzheimer-, Pick- and Lewy body changes. Acta Neuropathol 36 : 221-233, 1976

2) Kosaka K : Lewy bodies in cerebral cortex ; report of three cases. Acta Neuropathol 42 : 127-134, 1978
3) Kosaka K : Diffuse neurofibrillary tangles with calcification : a new presenile dementia. J Neurol Neurosurg Psychiatry 57 : 594-596, 1994
4) 小阪憲司,松下正明,小柳新策,他:Lewy小体病の臨床病理学的研究.精神経誌 82:292-311, 1980
5) Kosaka K, Yoshimura M, Ikeda K, et al : Diffuse type of Lewy body disease. A progressive dementia with numerous cortical Lewy bodies and senile changes of various degree. A new disease? Clin Neuropathol 3 : 185-192, 1984
6) Kosaka K, Tsuchiya K, Yoshimura M : Lewy body disease with and without dementia. J Neuropathol 7 : 299-305, 1988
7) Kosaka K : Diffuse Lewy body disease in Japan. J Neunol 237 : 197-204, 1990
8) Kosaka K : Diffuse Lewy-Körperchen Krankheit : Vergleich klinisch-pathologischen Daten zwischen Japanischen und Europäischen/Amerikanischen Fällen. 150. Jahren Psychiatrie in Deutschland, 1992
9) McKeith I, Galasko D, Kosaka K, et al : Consensus guidelines for the clinical and pathological diagnosis of dementia with Lewy bodies (DLB). Neurology 47 : 1113-1124, 1996
10) Kosaka K, Iseki E, Odawara T, et al : Cerebral type of Lewy body disease. Neuropathology 17 : 32-35, 1996
11) 井関栄三,丸井和美,小阪憲司:レビー小体型認知症の病理診断学的研究―新たな臨床病理学的亜型分類の提唱.神経進歩 44:835-841, 2000

第3章

診断と課題・疫学

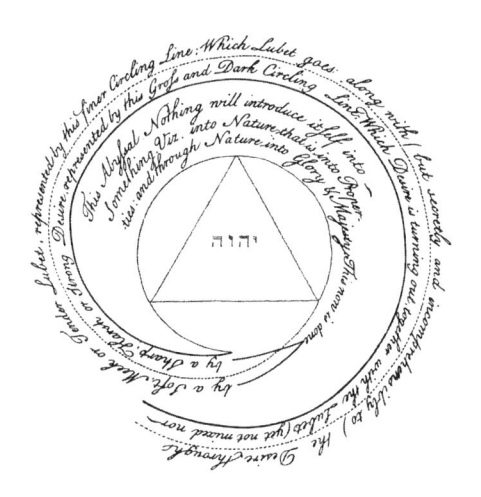

DLBの診断基準

CDLBガイドライン

小阪 レビー小体型認知症（DLB）に関しては，イギリスで臨床診断の研究がさかんでした。1990年ころからバーン（Byrne）もやっていましたし，まだDLBという名前が出る前から何人かが，"びまん性レビー小体病（DLBD）"という診断名を使って，診断基準をつくっていました。それを1995年の第1回の国際ワークショップでまとめたわけです。DLBについて臨床診断ができるようになったことで，それまで少ない病気ではないかと思われたのが，結構多い病気であると見直されるようになった。そういう意味では，非常に大きな功績がある。マッキースの功績も大きいです。

池田 大きかったですね。私たちが診断したり，治療を夢に見始めたのは，やはりこの論文が出てからだと思います。もちろん小阪先生の論文はずっと読ませていただいたし，知っていましたが，普段の臨床で治療まで考え始めたのはこれができてからですね。前頭側頭型認知症（frontotemporal dementia；FTD）も1994年ですね。ちょうどそのころ臨床研究の流れも大きく変わった感じです。

小阪 そういう意味では，非常に重要な論文だと思います。これを機会に国際的にDLBというのが，非常によく知られるようになったということになります。

　DLBの中心に進行性の認知症があるというのはよく知られたとおりですが，CDLB（consortium on dementia with Lewy bodies）ガイドラインの臨床診断基準[1]（**表3-1**）では，2つ目に，コア症状として3つが挙げられました。1つは認知機能が変動する，動揺するということで，日本では「はっきりしている時とボーッとしている時がありませんか」と聞くことによって判断しようということでやっています。それから具体的な内容の繰り返される特有な幻視がある。3つ目に，薬剤などに関係のない特発性

表 3-1　DLB の臨床診断基準[1]（1996 年）

```
1  進行性認知機能の低下
2  以下のコア症状のうちの 2 つ（probable DLB）または 1 つ（possible DLB）
   （a）認知機能の動揺性
   （b）具体的な内容の繰り返される幻視
   （c）特発性のパーキンソニズム
3  診断を支持する症状
   （a）繰り返される転倒
   （b）失神
   （c）一過性の意識喪失
   （d）抗精神病薬への過敏性
   （e）系統的な妄想
   （f）他の幻覚
```

表 3-2　DLB 病理診断基準[1]（1996 年）

タイプ	経内嗅皮質	帯状回	第 2 側頭回	第 2 前頭回	下頭頂小葉	計
脳幹型	0/1	0/1	0	0	0	0/2
辺縁（移行）型	1/2	1/2	1	0/1	0	3/6
新皮質型	2	2	1/2	1/2	1/2	7/10

0：なし，1：少し，2：多い

のパーキンソン症状がある。この 3 つのうち 2 つあったら probable DLB，1 つの場合は possible DLB と診断する。診断を支持する症状のなかで，失神は主として起立性低血圧に関係して起こってくる失神です。これは最初入ってなかったのですが，葛原茂樹先生が syncopal attack は大事だということを言ったので，ここに加わったのです。また，どうして起こるかわからないのですが，一過性の意識喪失がある。それから重要なのが抗精神病薬への過敏性で，幻覚，妄想とかいろいろな精神病症状が出るので，薬を使う場合も多いのですが，使うと悪くなってしまう。これによる弊害がずいぶんあります。系統的な妄想は幻覚に基づいて起こってくるものが多いのですが，被害妄想とか罪業妄想とか嫉妬妄想などがある。他の幻覚は比較的少ないけれども，幻聴とか体感幻覚は時々あります。

　表 3-2 は有名な CDLB ガイドラインの病理診断基準です。この時の病

理診断基準では，レビー小体の部位とそこに起こってくるレビー小体の数をみます。0は0。1は少し。2は多いということで分けた。「新皮質型」という名前はよくないので，私は「びまん型」と使ってほしいと思ったのですが，こういうかたちになった。先ほど言ったように，私のレビー小体病の分類に基づいて，こういう分類になりました。

　また，先ほども述べた悪評高い one-year rule が紹介されています。これは DLB を PDD と区別するために便宜上につくられたルールです。あくまでも便宜上です。認知障害がパーキンソン症状に先行したり，パーキンソン症状発現後 1 年以内に出現した場合には DLB と診断するけれども，パーキンソン症状が先行し，それから 1 年以上たってから認知障害が出てきた場合には PDD と診断しましょうということで，DLB と PDD を一応区別するというルールです。この one-year rule に従っていると，DLB が見落とされてしまうということもあります。

　CDLB ガイドラインの問題は，前から言われていますが，まず特異度は高いが，感度が低いというところです。だから，もう少し診断基準の精度を上げていかないといけないのではないかということが言われ出した。CDLB ガイドラインの妥当性についていろいろな人がいろいろな報告をしています。いずれも特異度は比較的高くて，80% 台から，100% というものがあります。しかし感度が非常に低い。22% とか 34%，40% ということで，これは誰もが認めるところです。それから 2 番目の問題点として one-year rule があげられます。1990 年に私が論文の中で純粋型の DLBD の中には PDD が非常に多いということをきちんと記載しているにもかかわらず，one-year rule が使われている。ここに大きな問題があります。論文の中では私が提唱している通常型，純粋型がよく引用されるのですが，このワークショップの中ではあまりこういうことは言われなかった。また，病理学分類で DLB の脳幹型をあげているのに，それについての臨床的記載がなされていない。これも不十分です。それから画像についての記載がまったくない。以上のような問題点が最初のガイドラインにはあります。

診断基準の改訂—残る問題点

小阪 第2回国際ワークショップでは，初期の抑うつがしばしば見落とされてしまうことが指摘されました。そこで，支持的所見に抑うつを加えました。それからREM睡眠行動障害が非常に多いと，アメリカのベーブ（Boeve）教授がさかんに言い出した。彼らが指摘するまではあまり気づかれなかった。注意してみると，これは確かに多いので，これは支持的特徴の中に入れましょうということで，この時に入りました。その他に，私が提唱した大脳型（cerebral type）[2]というのが加えられました。第2回国際ワークショップの報告は1998年のNeurologyに出ています[3]。大脳型はレビー小体病の一型として数は少ないけれども，重要です。

第3回国際ワークショップの結果がNeurologyに2005年に出ました[4]。そこでCDLBガイドライン改訂版が示されました（表3-3）。

改訂版の改善点をまとめると，画像所見を支持的特徴に加えたことは意味がありますね。それから示唆的特徴を加えることによって，probable DLBの可能性を増やしたこと。自律神経症状を加えたことも意味がある。それからレビー病変とアルツハイマー病変の関連を考慮して臨床診断をすることの意味を示したことも意味があります。レビー小体病という総称を使うことも初めて記載された。これも大きな改善点だと思います。

しかし問題点もあります。レビー小体病という総称を推奨していながら依然としてone-year ruleを保持しているというところが問題です。それからα-synucleinopathyという用語をLewy body disease（レビー小体病）と同じ意味で使用しているが，これは間違いです。また，SPECT/PETでのドパミン・トランスポーターの線条体での取り込み低下が示唆的特徴に突然加えられている。これについては本当はもっと議論が必要ではないかと思います。それから大事なことは，日本人の研究者が主張しているように，MIBG心筋シンチグラフィは非常に重要な生物学的マーカーなのですが，その評価が欧米では依然として低いということ。依然として脳幹型DLBについては何も記載していないという問題点もあります。

表 3-3　DLB 臨床診断基準改訂版[4]（2005 年）

1：中心特徴（診断に必須）：認知症（正常な社会的・職業的機能に支障をきたすほどの進行性認知低下） 早い時期には著明な，または持続性の記憶障害は必ずしも起こらなくてもよいが，通常は進行とともに明らかになる。注意や実行機能や視空間能力のテストでの障害が特に目立つこともある。 2：コア特徴（probable DLB の診断には 2 つ，possible DLB の診断には 1 つ） 　注意や明晰さの著明な変化を伴う認知の変動 　典型的には構築された具体的な繰り返す幻視 　特発性のパーキンソニズム 3：示唆的特徴（1 つ以上のコア特徴があり 1 つ以上の以下の特徴があれば probable DLB の診断が可能，コア特徴がなくても 1 つ以上の示唆的特徴があれば possible DLB の診断には十分。Probable DLB は示唆的特徴だけでは診断するべきではない） 　REM 睡眠行動障害 　重篤な抗精神病薬への過敏性 　SPECT または PET で示される基底核でのドパミン・トランスポーターの取り込み低下 4：支持的特徴（普通はあるが，診断的特異性は証明されていない） 　繰り返す転倒や失神 　一過性の説明困難な意識消失 　重篤な自律神経障害：例えば，起立性低血圧，尿失禁 　系統化された妄想 　他の幻覚 　抑うつ 　CT/MRI での側頭葉内側の比較的保持 　SPECT/PET での後頭葉低活性を伴う全般的低活性 　MIBG 心筋シンチグラフィでの取り込み低下 　脳波での側頭葉の一過性鋭波を伴う目立った徐波化 5：DLB の診断の可能性が乏しい 　局所性神経徴候や脳画像でみられる脳血管障害の存在時 　部分的あるいは全般的に臨床像が説明しうる他の身体疾患または脳疾患の存在時 　重篤な認知症の時期に初めてパーキンソニズムが出現した場合 6：症状の時間的連続性 　DLB は，認知症がパーキンソニズムの前か同時に起こった時に診断されるべきである。パーキンソン病認知症（PDD）は，明らかなパーキンソン病の経過中に起こった認知症を記載するのに使用されるべきである。実際の場では，その臨床状況に最も適した用語が使用されるべきで，レビー小体病（Lewy body disease）といった総称がしばしば役立つ。臨床神経病理学的研究や臨床治験などの場合には，両者はレビー小体病とか α-synucleinopathy といったカテゴリーにまとめられてもよい。

表3-4 DLBの臨床診断の可能性

		アルツハイマー型病理		
		無～軽度 (Braak stage 0-Ⅱ)	中等度 (Braak Ⅲ-Ⅳ)	高度 (Braak Ⅴ-Ⅵ)
レビー型病理	脳幹型	低い	低い	低い
	辺縁型 (移行型)	高い	中等度	低い
	びまん性 新皮質型	高い	高い	低い

診断マーカーの開発

小阪 DLBの当面の課題としては、one-year ruleの撤廃の問題。脳幹型・大脳型DLBの診断基準の明確化。それからDLBとPDDは同じ疾患か否かというのをもう少し明確にするべきであるということ。さらに、より有効な診断マーカーを開発しなければならない。MIBG心筋シンチグラフィの評価をもっと高くしないといけない。また、α-synucleinに関する診断マーカーの開発が重要である。実は2009年の3月のDLB/PDD国際会議の際に、そのマーカーが課題になったのです。脳脊髄液、あるいは血清のα-synucleinの測定をしようという動きがあった。それから脳画像で、例えばα-synucleinを特異的にマーカーとしてとらえるような方法が開発されなければならない。DLBはBPSDが起こりやすくて、その治療法の開発が重要だけれど、少なくとも非定型抗精神病薬の使用がなされなければならないのではないかということが出ています。根治的治療法の開発が今後の大きな課題で、α-synucleinワクチンという問題があります。これはアメリカのマシリア (Masliah) 教授が少しやっている研究です。

MRIで見ると、典型的なものでは脳の萎縮が比較的軽くて、海馬領域の萎縮も比較的少ない (図3-1)。だから、この病気を知らない人は、精

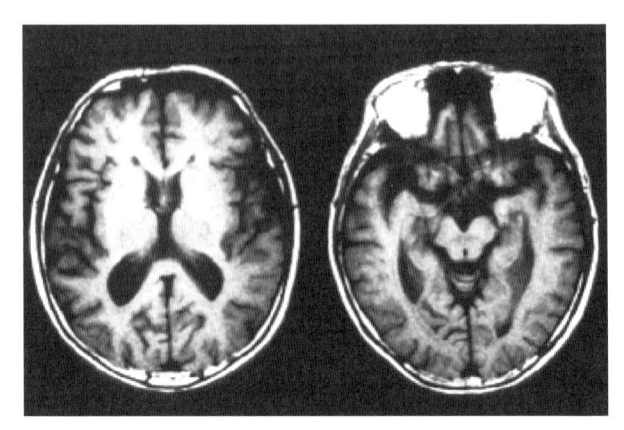

図 3-1　DLB の MRI 像

神病症状があって，CT や MRI で見ると脳の変化が軽いので，器質性の病気とは考えずに，機能的なものだと考えがちです。ひどい人は遅発性統合失調症と診断するとか，まだましな人は，遅発性パラフレニア（late paraphrenia）と診断する。

　3D-SSP を見ると，特に後頭葉の血流低下が目立つというのが特異的ですが（図 3-2），これがない症例も結構ある（40〜50％くらい）ので，これがあったらいいけれど，ないからといって否定はできない。

　心筋の MIBG シンチでは，心臓がうまく造影されない（図 3-3）。

　図 3-4 は織茂智之先生からもらったものです。2009 年の 3 月にドイツのカッセルで開かれた国際会議で，織茂先生が，強調してくれたのですが，剖検例で見ると，正常やアルツハイマー病（AD），多系統萎縮症（MSA），進行性核上性麻痺（PSP），皮質基底核変性症（CBD）ではちゃんと節前線維が染まっているのに，レビー小体病ではまったく染まりが悪い。交感神経系の節前線維に問題があり，そのために MIBG が出てこない。彼が剖検例を示して説得力のある説明をしてくれました。非常に好評だったですね。

　図 3-5 がドパミン・トランスポーターの SPECT 像です。ドパミン・

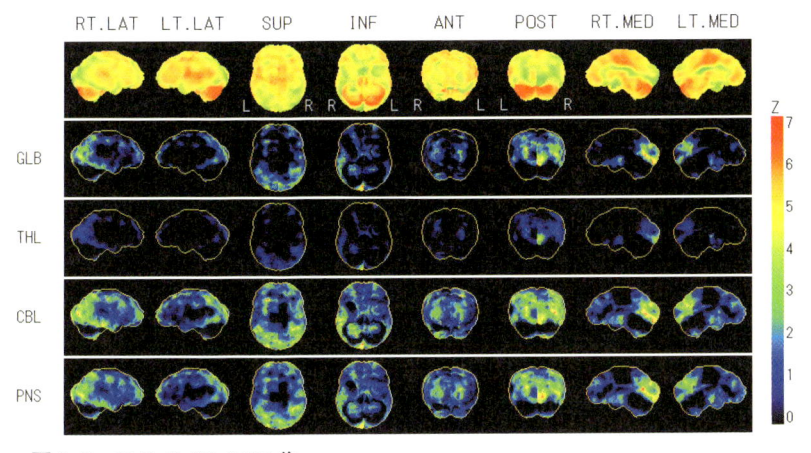

図3-2 DLBの3D-SSP像

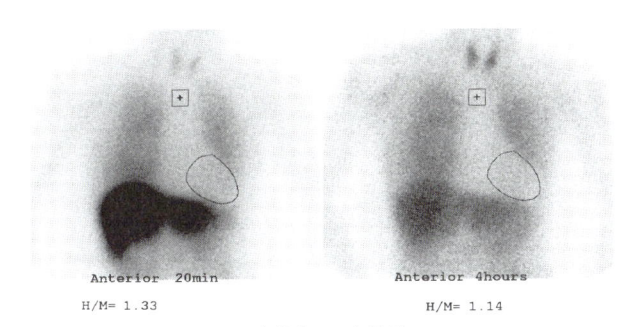

図3-3 DLBのMIBG心筋シンチグラフィ
正常では心臓の部分は黒く造影される。

　トランスポーターを線条体で測定すると，正常なもの，それからアルツハイマー病に比べてレビー小体病では，すべて明らかにドパミン・トランスポーターの取り込みが悪い（図3-6）。特にPDDでは，その中でも強いというオブリオン（O'Brien）教授たちのデータです。これは大事なのでしょうが，日本では行われていません。

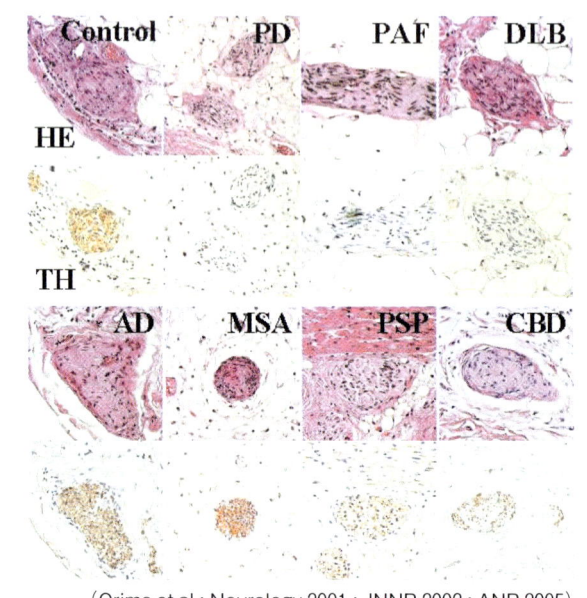

(Orimo et al : Neurology 2001 ; JNNP 2002 ; ANP 2005)
図3-4　レビー小体病と正常の他の疾患との心臓交感神経節前線維の染色性

今，DLBのバイオマーカーをどうしようかということが，大きな問題になっています。

池田　これは，先ほどの診断基準の感度が低いということで，もっと上げたいということですね。

小阪　そういうことです。だから，何とかいいバイオマーカーを探そうということで，今回の国際会議でも大きな話題になりましたし，アメリカで2010年4月に行われるDLB/PDDのバイオマーカーのシンポジウムでもこれがとりあげられる。全体としては2012年の国際ワークショップで検討されると思うのですが，α-synucleinを髄液とか血液などで何とか検出してはどうかという動きがあるものの，まだあまりうまくいっていません。

それからα-synucleinの遺伝子の問題も大分わかってきていますが，散

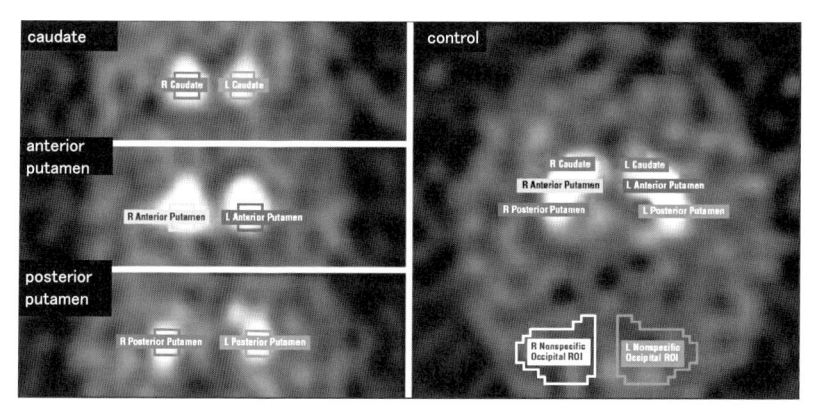

図3-5 ドパミン・トランスポーターの線条体での測定部値（SPECT）

（O'Brien et al：Arch Neurol 2004）

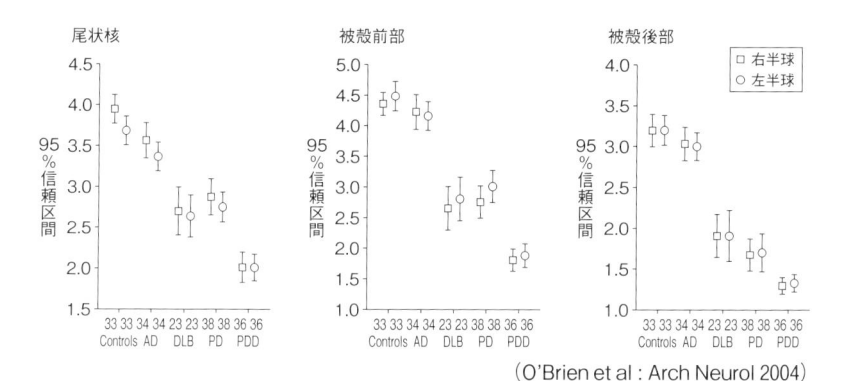

図3-6 線条体でのドパミン・トランスポーター値の比較

発例でははっきりしていない．村山繁雄先生は皮膚・直腸粘膜で α-synuclein を検出してはどうかと主張しています．外国では，まだそこまでいってないですね．アメリカのシンポジウムに村山先生を加えるように進言し，MIBG 心筋シンチグラフィの件で，織茂先生，山田正仁先生をぜひともシンポジストとして加えるようにとリッパ教授には言ったのですが，

今回は山田先生が行かれることになっています。

DLB 診断の難しさ

小阪 なぜ DLB の診断は困難なのか。初期には認知障害が目立たないことが少なくない。認知症という名前をつけてしまったので，認知症がないと診断できないと思ってしまう人が多い。それが一番大きな問題で，認知症が出てきたら，もう手遅れである。だから，初期に見つけることが大事なのです。初期には認知症が目立たなくてもよいのです。認知症にこだわってしまうと診断できない。初期には幻覚や妄想や抑うつ状態が主体であって，CT/MRI の変化が乏しいことが多いので，特に精神科医は器質的なものを，機能的なものと考えがちであるという問題もある。進行してしまって，われわれのところに入院してくるような人を見ると，アルツハイマー病か DLB か，なかなか区別できない。もっと末期になってくると，もう区別が難しいですね。もちろん明らかなパーキンソン症状が出れば別だけれど，それが目立たない症例では区別が難しくなってくる。パーキンソン症状や自律神経症状で初発することも少なくないので，DLB でそのような症例もあるということを認識してないと診断ミスが起こる。それから診断基準がまだ不十分であって，もう少し正確な診断基準をつくらないといけない。多くの症例はまだまだ誤診されています。特にアルツハイマー病との誤診が多いということを，あちこちで話しているところです。

池田 先ほど教えていただいた病理の話にしても，当然アルツハイマー病の病理もあるわけですから。

小阪 特に通常型，ATD type ではアルツハイマー病変が混ざっているからね。

池田 そこがこの診断基準の限界です。私自身は臨床的に見ると悪くないと思うのです。悪くないと思うのですが，感度を上げようとすると，必然的にアルツハイマー病との関連が出てきてしまう。緩めれば緩めるだけア

ルツハイマー病が逆に入ってくるというのはわかり切ったことなのです。その点では，小阪先生がおっしゃったようにバイオマーカーを導入せざるを得ない，臨床だけでは難しいという感じはします。ただ，例えば先ほど小阪先生が示してくださった大脳型レビー小体病という79歳で亡くなった男性ですね。私たちが診断に慣れてきたので，この例なんかだったら，多分真っ先にDLBを疑うと思うのです。なぜかというと，やはりDLBの幻視というのは独特なのですね。他の幻覚もそうなのです。幻聴にしても，体感幻覚にしてもそうです。また，幻覚が変性性の認知症で出てくること自体も非常にまれです。もちろん0とは言いませんが，例えば通常のアルツハイマー病で幻視とか幻聴が出てくることは譫妄を合併してない限りまれなので，診断基準を幻視に限らずもう少し幻覚全体に広げていくとか，そういう工夫はできるかなということが1つ。それから妄想に関しても，DLBの妄想は独特ですね。小阪先生もいろいろなところで書かれていますが。幻視と一体になったような，どこからどこまでは幻視で，どこからどこまでが妄想かよくわからないような状態で出てくるということ，それから誤認ですよね。

　先ほどの大脳型の方も2年くらいでもう誤認が出ていましたね。普通アルツハイマー病では考えられません。発症して2年たった段階で，自分が結婚しているのかどうか，子どもはいるのかどうかわからなくなるという…。ですから，そういうところを整理すれば，もう少しバイオマーカーができるまででも，臨床的に感度も上がるかなという感じはするのですが。

小阪　もう1つは，PDDをはっきりDLBと一緒だという認識をもつことです。PDDは，もうDLBだという認識に立てば，もっと診断基準が精密になり感度が上がってきます。そういういろいろな問題点がまだまだある。脳幹型とか，そういうものをはっきりさせないと，全体を網羅することが難しくなる。でも，大分進みましたでしょう。アルツハイマー病変を頭に入れないといけないよということを言い出したということは，随分進歩していますよね。だから，1990年に私が言ったことが約15年ぐらいたって，やっと認められてきたというところもあるのです。特にアメリカ

では，DLB はアルツハイマー病の variant と言っていたくらいだから．

池田　ただ，逆に今度はあまりにもマニュアル的な診断をしていると，全部アルツハイマー病になってしまったり，見方によって全部 DLB になってしまったりするので，本当にアルツハイマー病の中核部分がわかってないと，混乱がまた起こりかねない．

小阪　そうですね．ICD-10 では，DLB というのはどこにも書いていない．パーキンソン病の認知症というのはあるのだけれど．だから，いつも診断のところに書くのに ICD-10 のどこに入れようかで困ります．もっとも，ピック病は入っているが，FTD は入ってない，皮質基底核変性症も入ってないし，ほかにもいくつか入ってないでしょう．だから，2008 年の3月に日本で「ICD-11 に向けて」という国際会議があった．私は認知症について話したのだけれど，その時にこういう話をした．ICD-10 ではまったく不備ですよ．

池田　アルツハイマーの病変を意識しないといけないというのは明らかに進歩だとは思いますが，先ほど言ったように単にマニュアルに従って診断していると，訳がわからなくなるのではないのでしょうか．アルツハイマー病も，以前はアルツハイマー病と血管性認知症の混合型認知症というのがやたらと多くて，一時期私が兵庫脳研にいたころなどには，まずワンステップとして可能な限りその2つを分けようとしていました．それが大体でき出したので，今度は素直に見ると，アルツハイマー病に脳血管性障害が加わっているのが一番多いということがわかってきたのです．それはやはり進歩の過程だったのですが，よくみている人でないと，それを言うのはなかなか難しい．

小阪　診断基準に書いてないからね．

池田　書いてないので揺れる．なかなかその辺は微妙なところなのです．

小阪　精神医学では，特に混乱が多いですね．ICD-10 だとか DSM-Ⅳ が出てきて，操作的診断の弊害が生じる．若い人は臨床像を詳しく分析しないでも，こういうものがあったら，もうすぐ診断名が手に入ってしまうだけですから．ある意味で誰でもできるようなことになってしまうね．

表 3-5 DLB の疫学（臨床例での検討）

Rahkonen (2003)	フィンランド (Kuopio)	22% (AD 47, VD 23)
Stevens (2002)	ロンドン (Lslington)	10.9 (AD 31.3, VD 21.9)
Walker (2000)	ロンドン (Clinic)	30.2 (AD 40.6, VD 29.2)
今村ら (1999)	兵庫脳研	4.6 (AD 70.9)
長濱ら (2004)	滋賀成人病センター	17 (AD 64, VD 7)

AD：アルツハイマー病，VD：血管性認知症

池田 レビー小体病が一番そういうことが重要だということを示している病気だと思うのですね。どこからみても DLB だという人と，一方には純粋なアルツハイマー病があって，残りは spectrum で交じり合っていますから。しかもいろいろな割合で交じり合っているので，慣れてくると「レビーっぽいけど，少しアルツハイマー入っていそうだな」とか，「いや，これはアルツハイマー病だけだろう」とかいうことを言い始めるのですが。それがわかっていないと，項目が何個必要だとかにこだわって，多分きちっと診断はできないですね。

疫学

疫学の問題点

小阪 疫学調査はいろいろあるけれど，疫学の問題点というのは，とにかくちゃんとした診断ができるかどうかによって疫学の内容が随分変わってくるところです。DLB の疫学というのは，非常に難しいです。診断基準がきちっとしていないので，余計です。表 3-5 は診断基準ができた後の臨床的な疫学調査からいくつか抽出したものです。以前池田先生がいた兵庫脳研では，1999 年に 4.6% という低い数字を示した。AD が 70.9%。この時に私は兵庫脳研へ講演に行って，「兵庫脳研もまだまだ DLB が診断できていませんね」という皮肉を言ったことを今でも覚えています。その後，DLB の診断が増えていますね。日本で割合といい値を示したのが滋賀の長濱康弘先生たちの 2004 年のデータです。

表 3-6　DLB の頻度（剖検例での検討）

著　者	DLB 例/認知症例	DLB（％）
Joakim et al（1988）	26/150	17.3
Dickson et al（1989）	27/216	12.5
Perry et al（1990）	20/93	21.5
Burns et al（1990）	6/50	12.0
Galasko et al（1994）	42/170	24.7
Ince et al（1995）	20/69	29.0
Kosaka et al（1995）	12/79	15.2（DLBD）
Akatsu et al（2002）	28/158	18.0
Wakisaka et al（2003）	12/29	41.4（Hisayama）

池田　やはり先生，愛媛でも大きく変わったのがそのあたりの年だと思います。2000 年前後の数年で，診られるところはドラスティックに変わっていると思います。

小阪　2000 年より後ですね。このころはまだ DLB が普及する過程でしたから。

池田　あの頃は準備期で，皆が何かまだ悶々としているというか悪戦苦闘していたころですね。その後，一段階飛び越えると，ぐっと DLB の臨床診断数が増えたのだと思います。

小阪　ちょうど DLB が知れ出してきてからということだからね。でも，2004 年の滋賀成人病センターのデータをみると比較的いい値を出しています。外国に目を向けてみてもいろいろです。診断がどれくらいできるかとか，どれくらい知っているかということによって随分違うので，一概には言えないと思います。

剖検によるデータ

小阪　次に剖検で見たのを調べてみますと，表 3-6 のように大体 10 数％から 20 数％ぐらいという値を示しています。私たちの 1995 年のものは，第 1 回国際ワークショップで報告したもので，狭い意味の DLBD だけに限ったので 15.2％ ですが，同じものを DLB という形でもう少し広げてみ

ると，18% になっています。面白いのは脇坂義信さんが 2003 年に報告した Hisayama study。そこでは，認知症が起こると，ほとんどが血管性認知症だと言われていたのですね。それはおかしいのではないかと藤島正敏教授に言ったことがあるのですが，その後，脇坂さんが調べたら，DLB が 41.4% もありました。

池田 それもおかしいですね。

小阪 これもおかしい。ただ，これは広い意味でとった数字なのです。AD＋DLB も入れているので，これは読み過ぎ。だけど，少なくとも結構あることはわかります，そして血管障害だけではないということを示したことでは意味が大きいと思います。これはちょっと例外的です。大体，10 数％から 20 数％くらいが常識的な値かなと思われます。

池田 40% はびっくりします。

小阪 40% は多すぎる。免疫染色を見てレビー小体がたくさんあったら，これは DLB に入れてしまったから多くなった。

池田 田邉先生は，小阪先生が注意を喚起されたからだと言っていました。血管性認知症が多過ぎるのではないかと指摘されたから多分もう 1 回全部細かく見たのだろうと。

小阪 それは確かにありますが，結局アルツハイマー病でもよく見ると，α-synuclein 抗体で染めると陽性の小体が出てくるのです。だから，アメリカのハンセンが言うように Lewy body variant のアルツハイマー病ということになるのですね。それをどう解釈するかによるのですが，本当に大脳皮質にたくさん出てくるかというと，そうではないのです。辺縁系とか扁桃核には確かにアルツハイマー病でも出るのです。それと本当に純粋なレビー小体とは，ちゃんと区別しないといけないと私は言っているのです。病態を考える時に，レビー小体病のレビー小体というのは，primary に α-synuclein が沈着してくるのですね。ところが，アルツハイマー病に起こってくる α-synuclein 陽性のいわゆるレビー小体様物質というのは，神経原線維性変化ができて，axonal flow（軸索流）の障害が起こる。その結果として α-synuclein がたまってくる。そうして両方の結果を見る

と，両方レビー小体病に見えるが，実際は違う。私が言うのは，レビー小体というのはもともとエオシン陽性なのです。その辺をじっくり見ていただければ，両者は区別できると言うのだけれど，なかなかそこがHE染色だけでは見にくいですから，わからない。そういう問題はある。それはまだ全般に認められたことではないけれど，そういうことではないかと思います。

池田 大体10〜20%でしょうね。

小阪 そうですね。20%くらい。

池田 臨床ではやはり今の診断基準でいくと感度が低いので，もう少し低くなって10%少しくらい。病理のほうが多いのは妥当だと思います。

小阪 20%くらいでしょうね。

池田 基本染色のHE染色でボーッと見えていただけでは，誰も気づかなかった。

小阪 レビーがレビー小体を見つけたのは，エオシン陽性の封入体でした。だから，原点に戻って考えてほしいということを言っているのです。ところが，大脳皮質のものは見にくいので，いろいろと誤解があるのです。

軽度認知障害（mild cognitive impairment；MCI）の疫学をアースランド教授が出しています。ノルウェーでの早期認知症を検討したもので，2005年の3月から2007年の3月までのデータを見ると，MCIとしてきたのが196例。もちろん臨床例です。それを見ると，ADに相当するのが65%。DLBが20%。PDDが5.6%で，両方含めると25.6%ある。VDは5.6%。FTDは2%。認知症はそれほど目立たない早い時期で見て，これくらいあるということで，よく見ていますね。

最近いろいろな疫学調査があると思いますが，**図3-7** がわれわれのよく出す福祉村病院での剖検例でのデータです。1990〜1999年までの180例くらいの剖検例の確実な診断。これは私の病理診断ですが，前半も後半もアルツハイマー型認知症が一番多い。その割合は大体50%。DLBは両方とも18%であまり変わらない。ところが，減ったのは脳血管性認知症で

疫学 73

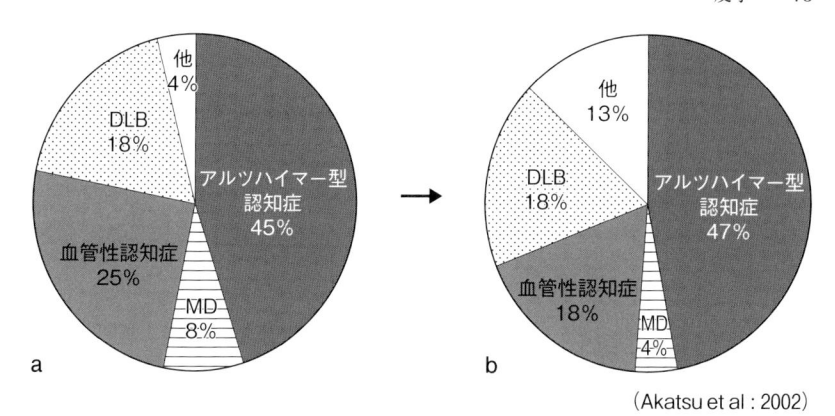

図 3-7 認知症剖検例の病理診断別頻度
a：1990～1994 年，b：1995～1999 年。MD：混合型認知症。
(Akatsu et al : 2002)

25% から 18% に減っている。これはあくまでも福祉村病院という豊橋の認知症専門病院（500 床）での病理像に基づいたデータです。

　私自身は，アルツハイマー型認知症と血管性認知症と DLB を 3 大認知症と考えています。欧米の論文ではアルツハイマー型認知症が一番多い。2 番目が DLB というデータが増えています。変性性の認知症だけ入れると，アルツハイマー型認知症が 1 番で，DLB が 2 番であることは間違いありません。今後まだまだちゃんとした疫学調査が必要ではないかと思っています。

リスクファクター

池田　疫学調査のレベルでリスクファクターについて言っているのはまだないですか。

小阪　まったくないです。リスクファクターも研究しないといけないです。血管性認知症でもアルツハイマー病でもあるのに，DLB のリスクファクター研究はないです。

池田　たいへん大事ですよね。

小阪　非常に重要です。これはぜひともやっていただきたい。あるいは診

断のきちっとできるいくつかの施設でやってもいいかなと思います。3つか4つか，5つくらいの病院でやってみると，出てくると思います。何に注意するかということだけの問題です。だから，アルツハイマー病のリスクファクターなどを考慮に入れて，少しプランニングすれば出るかもしれない。それは本当に非常に重要ですよね。

池田　なぜ誰もしないのですか。

小阪　何故でしょうね。

池田　やはり取っ掛かりが難しいのですかね。イギリスなんか疫学が大好きですから。

小阪　そうですよね。出てきてもいいはずですね。

池田　焦点を当てるのが難しいのですかね。

小阪　でも，近いうちに出てくると思いますよ。本当に日本でもやりたいですね。先生，ぜひともやってください。これは確かに非常に重要な問題ですね。アルツハイマー病のリスクファクターで重要なアポリポ蛋白E4についてはやられているのですよ。横浜市大でもやったのだけど，E4は確かに大きなリスクファクターなのです。ただ，これはアルツハイマー病変が加わってくるからなので当然のことなのです。だから，アルツハイマー病ほど重要なリスクファクターとは言えないです。純粋型で確かめていませんからね。そこは今後の課題でしょうかね。

増えつつあるDLB─家族情報の重要性

小阪　いずれにしても，私が発見した頃は，DLBDなどというのはまれな病気だと言われたけれど，決してまれではないということははっきりしたので，今は日本でも随分知られるようになって，一般の人も認識している人が多くなってきましたね。横浜ほうゆう病院では，私がいるからだけど，DLBはすごく多いですよ。毎週3～4例くらいは新患で診ています。それくらい多くて，どんどんDLBが増えている。医師からのセカンドオピニオンが少し最近増えつつあるけれども，3/4は家族自身の判断で受診しているのです。ほとんど前医がいて，そこでの診断はアルツハイマー病

が圧倒的に多い。

池田 家族のほうが合っているのですか。

小阪 家族は，どうもこれはおかしいと思うんです，アルツハイマー病ではないのではないかといって，ホームページを見て，これは先生の病気ではないかと言ってくる。でも多くは間違ってないのです。アルツハイマー病と診断しているから，ドネペジルが処方されている。ドネペジルは効果があるから，それはいいのです。ところが，そのために私が中心になって行っているDLBのドネペジルの治験が進まない。

池田 認知症すべてに言えることだとは思うのですが，家族からの情報はとても大事ですよね。

小阪 大事ですね。

池田 とくにDLBでは大事だと思うのです。診察場面で，先ほどの認知機能の変動とか，幻視がたまたま見つかればいいのですが，30分くらいの時間では診られないことも多くて，家族からの情報が不十分だと非常に難しいですね。一人暮らしの人で，ケアマネジャーに連れて来られるのですが，ケアマネジャーがちゃんと見てくれてないと，なかなか診断をつけにくいです。怪しいなとは思っても，その場では難しい。DLBが一番難しいです。アルツハイマー病とかFTDは，30分も時間をもらえれば診断できるのですが，先ほどの診断特徴はやはり普段の生活を見ている人でないと把握できていない項目も多いですから。3/4が家族の判断だというのは，わかるような気がします。

小阪 REM睡眠行動障害なんか，絶対家族でないとわからない。家族でも一緒に寝ていないと，わからない。だから，見落とされてしまうのですね。そういう意味では，まだまだですね。

池田 そうですね。まだまだ出てくるかもしれませんね。

　DLBというのは，いろいろ示唆に富んでいる。もちろん小阪先生が一貫して研究されて積み上げられてきたからわかってきたことなのですが。DLBはまさに家族の情報がないと，なかなか診断がつかない。いかに家族情報が大事かということとか，spectrumで見ないと診断基準の項目だ

け数えていたのではどうしようもないというのを示しているとか，いろいろ示唆に富みますよね。

■文献
1) McKeith I, Galasko D, Kosaka K, et al : Consensus guidelines for the clinical and pathological diagnosis of dementia with Lewy bodies (DLB). Neurology 47 : 1113-1124, 1996
2) Kosaka K, Iseki E, Odawara T, et al : Cerebral type of Lewy body disease. Neuroparhology 17 : 32-35, 1996
3) McKeith I, Perry EK, Perry RN : Report of the second dementia with Lewy bodies working. Neurology 63 : 902-905, 1999
4) McKeith I, Dickson DW, Lowe J, et al : Diagnosis and management of dementia with Lewy bodies, Third report of the DLB consortium. Neurology 65 : 1863-1872, 2005

第4章
臨床症状（BPSDを中心に）

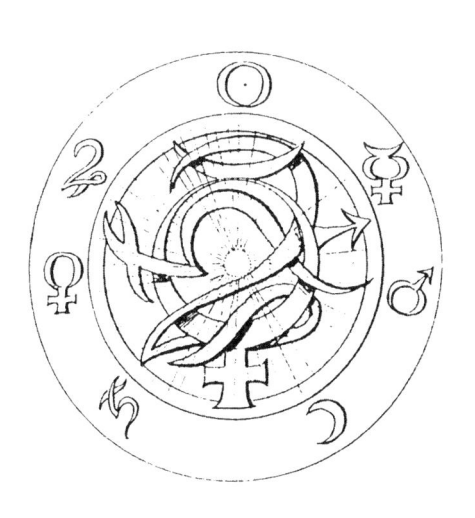

小阪 臨床症状については今まで診断基準で述べてきたので，特に行動心理学的症状，behavioral and psychological symptoms of dementia（BPSD）を中心に見てみたいと思います。

　言うまでもなく，認知症の症状というのは，従来いわゆる中核症状と周辺症状と言われていた2つに分かれます。中核症状は認知機能障害，周辺症状はいわゆる認知症に随伴する症状と言われていましたが，最近ではBPSDと呼ばれるようになっています。

池田 これも先生のお考えをぜひお聞きしたいのですが，昔からの中核症状と周辺症状とか随伴症状というのは多分アルツハイマー病を元にした考えだと思うのですね。ところが，DLBや前頭側頭型認知症（FTD）を見ていると，反対。もちろんアルツハイマー病寄りのDLBでは中核症状は認知機能の低下だと思いますが，幻視がバリバリ出ているようなDLBや脱抑制が目立つFTDでは，逆に行動障害とか精神症状のほうが中核なので，そういう意味ではBPSDという言葉が出てきてよかったなと私は思いますが。

小阪 周辺症状ではないですものね。逆に中核症状と言ってもよいかもしれない。

池田 確かに何で最近BPSDのことばかり言って，認知機能の障害のことをあまり言わないのだと批判的に言われる方もいるのですが，私は両方とも大事だと思います。なぜかというと，もちろんアルツハイマー病にしても，皆が言っているようにケアの場面では精神症状や行動障害は認知機能障害よりむしろ大変なので，そういう意味で大事だけれど，それだけでなくDLBやFTDの場合にはむしろ精神症状や行動障害が主症状なので，それをきちんととらえられない限りは診断ができないからです。いい言葉がちょうどできてきたのですね。

小阪 最近はコメディカルの人もBPSDで通じるようになってきたから，これは非常にいいことだと思います。

表4-1 BPSDの分類（2000年）

第1群 （頻度が高い・厄介）	幻覚・妄想・抑うつ・不眠・不安・攻撃・徘徊・不穏
第2群 （頻度は中等度・やや厄介）	誤認・焦燥・不適切な行動や脱抑制・放浪
第3群 （頻度は少ない・管理可能）	泣き・暴言・意欲低下・繰り返し質問・つきまとい

(IPAシンポジウム2000)

BPSDの概要

小阪 1995年の国際老年精神医学会議（IPA）のシンポジウムでBPSDという言葉が初めて提唱されました。認知症関連にしばしば出現する知覚や思考内容，気分あるいは行動の障害をまとめてBPSDと呼びましょうとなってから，国際的によく使われるようになりました。決して周辺症状ではないということです。

その後の2000年のシンポジウムで，BPSDの症状は第1群，第2群，第3群と3つに分類されました（表4-1）。池田先生が言われたように，FTDやDLBではむしろ第1群，第2群のBPSDが中心になっているのですね。アルツハイマー病ではむしろ第3群が多いのですが，必ずしも第3だから管理可能とは言えないですね。

池田 言えないですね。DLBで言えば誤認に基づく暴言が結構多いし，対応が難しいですね。夫が偽者だとか言われたら，もうどうしようもないですね。他のことをしっかりわかっていて…。

小阪 疾患によってこれは違うのだけれど，シンポジウムではこういう分類にしています。参考のために。

BPSDの内容として，不安，抑うつ，幻覚，妄想など面接によって評価できるもの，それから不穏とか徘徊とか不適切な行動など，行動観察によって評価できるもの，この両方が必要だということが指摘されたのです。

池田 家族による観察も重要ですね。

小阪 そして CDLB ガイドラインから BPSD について抜き書きをすると，コア症状としての認知の変動，それから繰り返す幻視というのが，まさに BPSD。それから示唆的特徴の REM 睡眠行動障害。これはかなり重要な症状で，さきほど池田先生がお話しになったこと。その他支持的特徴でも，妄想とか他の幻覚とか抑うつなどが入ります。DLB というのは BPSD が非常に出やすい認知症なのです。

DLB に特徴的な BPSD

小阪 2002 年の Acta Neuropsychiat で井関栄三さんたちは DLB の精神症状として重要なものを挙げ，Levodopa-induced psychosis と類似している症状も結構あるということを報告しました[1]。視覚認知障害（visual cognitive impairments）が非常に多いということを指摘しています。

たとえば特有な幻視。これは DLB に特有と言ってもいいようなものです。それから変形視。天井が歪んで見えるとか。

池田 これも多いですね。

小阪 車のボンネットが歪んでいるとか，廊下が波打っているとか，天井が下がってきているとか，そういうような変形視が多い。それから錯視。見間違いですね。錯視なのか幻視なのか誤認なのか，これはなかなか難しいですが，錯視が非常に多い。人物の誤認，場所の誤認。これも非常に多い。錯誤，誤認ですね。

人物の誤認，錯誤というのは，例えば，奥さんを見て妹だと言ったりする。これはアルツハイマー病でもある。しかしアルツハイマー病では記憶の錯誤だけど，DLB の場合には視覚認知の障害です。

―― 場所の錯誤というのは？

小阪 例えば自分の家がそこにあるけれども，こちらにもあるとか。

―― それはカプグラ症候群みたいなものですか。

小阪 カプグラではない。それは重複記憶錯誤になる。奥さんが 2 人いるという場合は難しそうです。

池田　カプグラとか重複記憶錯誤は一連のものですね。

小阪　この辺はなかなか区別が難しいのですが，重複記憶錯誤というのは，家内が2人いるとか家が2つあるとか，そういう錯誤ですね。それから実体的意識性。これは視覚認知と言っていいかどうか問題ですが，何となく背後に人がいるような気配がする。時々眼鏡の縁に人がいるような気配がするとか，こういう特有な症状が出てくる。当然カプグラ症候群もある。カプグラ症候群というのは，替え玉妄想と言われるものですね。それからナータリング症候群（nurturing syndrome）というのは，これは珍しいのだけれど，例えば自分の父親が死んでいるということを知っているにもかかわらず，父親がそこにいるとか言う。時々亡くなった母親が出てきて，お母さんがいると。また時計を描写させるとうまく描けない。簡単な図形を描かせるとアルツハイマー病なんかでは末期でないと描かないようなものを描いたりするとか。

池田　先生がDLBに惹かれた要因の1つが，こういった精神症状が出る病気だということはないですか。

小阪　それは精神科医だから，もちろん。

池田　精神科医には，この辺の症状に興味がつきません。私はFTDの常同行動とか強迫行動に惹かれているのですが，それ以上に精神科医としては幻覚と妄想と視覚認知障害が一体となったような症状が出てくる病気というのは，惹きつけられます。なぜこのような精神症状が高頻度に出てくるのか…。マッキースも老年精神科医ですが，マッキースがこのDLBに興味を持ち続けている理由の1つが，私はやはりこれではないかなと勝手に思っているのですが。

小阪　幻視の内容が特有です。具体的な内容でありありとした繰り返される人や小動物の幻視が特徴的です。人の場合は，顔がはっきりしていることもあるのだけれど，そうでないことも結構ある。「顔ははっきりしないんですよ。何か隠れているんですよ」「何か仮面を被っているようだ」とか言う。家族や知人のこともあるし，まったく未知の人のこともあります。女性の場合に特に多いのが，子どもです。子どもがたくさん遊んでい

るとか。幻視が1人のこともあるけれど，複数のことが多いですね。何人か出てくる。家族で出てくるとかね。動作を伴うことも伴わないこともある。じっと座って，そこにいるということもあれば，そこで遊んでいるとか，ベッドで寝ころんでいるということもあれば，動き回っていることもある。ほとんど話はしません。いろいろ質問するけれども，話をしない。ただ，黙っていると。悪さも普通はしません。「気持ち悪い」「いるのが嫌だ」と言う，中には悪さをするということで，被害的になることもあります。それから色彩がはっきりしていることもあるし，白黒のこともある。色彩があることが割と多いです。それから小動物は犬とか猫とか蛇がいるとか，無数の虫が床をはっているとか，そんな内容です。こういうのは自分にしか見えないことがわかっていても惑わされてしまう。自分にしか見えないというのは，家族がいるので，ほとんど私のところにくる時は家族が「そんなのいないよ」とか言って，否定してしまうので自分にしか見えないのかなということが，薄々わかるようになってくる。確かに自分しか見えないようだけれど，惑わされてしまって，女の子がいると可愛いいから，お菓子をあげようとしたり，男の人が何人か来ると，お客さんだからお茶をあげなければいけないとか，場合によってはご飯を用意したり，家族がいないのに誰と誰がいるからと言って，3人分のご飯を用意したりとか，そういうふうに惑わされるということもある。こういう何とも言えない特有な幻視。

池田 精神科医として，興味がつきないですね。もう1つは，小阪先生がおっしゃったように，もちろん認知症が重くなれば別ですが，記憶障害などの認知機能全般の障害が軽い方が結構おられるので，本人が正確に内容を語れるのですね。「昨日の晩，子どもが何人か来て，おやつを用意したら，主人に怒られた」と。「それはそうですよね。夜中に人の家に子どもなんか来るわけないですよね。だけど，私には見えるのでつくっていたのですよ」ということを本人が言うのです。だから，これは重度の認知症の人で，横から見ていて，ああ見えているのではないかなというのとは全然違います。本人の内省が聞けるのです。

患者への対応

―― 先生はそういう時は，どういう対応をするのですか。
池田　あまり治療者っぽくはないかもしれませんが，一生懸命聞きます。
小阪　まず聞いて，受容してあげる。
池田　ふだんは聞いていて，それで何かトラブルが起こっていたら，患者さんの配偶者には「こういう病気で，こういうふうに見えるけれども，決してまれな病気ではなくて，効く薬もあるから，そんなに慌てずにやりましょう」と言ったりとか，患者さん本人には「あなたも薄々気づいているかもしれないけれども，これはご主人には全然見えていないので，ご主人が怒るのも無理はないですね」と。「だけど，あなたにはありありと見えるし，そういう病気なのです」という説明を何回も繰り返してします。
小阪　「見えるのだから，しょうがないよね」とかよく言う。「本当に見える。だけど，悪さしないから心配いらないのだよ」と。男の人がベッドに寝ていると，やっぱり気持ち悪くて行けない。「じゃあ，娘さんと一緒にちょっと1回そこへ行って触ってごらん。すっと消えるから」と言ったりするのですね。自分一人では触れないから，娘さんに触ってもらうと，「確かに消えちゃいますね」というふうにやることが多いですね。
―― 幻視の起源はどの時代から出てきたのですか。昔からあるのですかね。
小阪　脳脚幻覚症というのがあってね。ちょうど中脳の脳脚のところの障害によって幻視が出るというのがあるのですが，そういうものに近いのです。だけど，DLBの場合にはそこの障害ではなくて，もっと上のほうの視領野に近いところの障害ですから違うのだけれど，似ていると言われている。それから井関さんが書いているL-ドパによって誘発される幻視というのに似ている。
池田　ほとんど一緒ですね。
小阪　それは一緒なのです。私は神経内科医にいつも言っていますが，

L-ドパは単なる引き金であって，L-ドパによって幻視が出るというふうに思っては間違いです，と。

池田 私は若いころに直接小阪先生から教わりました。

小阪 L-ドパを使うと，誘発（induce）されただけであって，実はベースにDLBになる脆弱性がある。L-ドパを使った結果それが表面化した。そういうふうにとらえてください。どうしてかというと，そういう症例はしばらくすると，認知症が出てくるのです。

池田 もともとパーキンソン病の治療をすると，幻視が出てくることも皆知っているので，それがわかっていないと，先ほどのPDDなのか，DLBなのか，訳がわからなくなる。それでお聞きした時に脆弱性のことを教わって，自分も納得できるようになりました。

小阪 神経内科の人は，それを納得するようになってきたのか…。L-ドパを減らしても全然よくならない人もいるし，中には確かに幻視が軽減する人もいる。そのかわりパーキンソン症状が悪くなってしまう。ところが，しばらく見ていると，幻視がまた出てくるのです。だから，確かにそうだなという人が多くなった。でも，依然としてL-ドパによるものだと言う神経内科の人がいますよ。そういうのは違うとか言って，食ってかかってくる人もいます。

池田 DLBで特異的なのは，認知障害が軽い状態で幻視が出ることが結構あるということと，それからもう1つは病状が変動するので，いい時に悪い時のことを結構しゃべってもらえることです。

小阪 譫妄ではないから，意識障害ではない。だから，語れるのですね。

池田 譫妄の時は，患者さんは後でほとんど覚えていないですが，DLBの場合は何が見えて，自分がどう行動したかというのを，語ってもらえる。

── そういう時，先生たちはそれも記録するのですか。

池田 記録する，ひたすらに…。研修医はびっくりしています。乗り出して，必死になって聞いていますから。どういうふうに見えたか，どんな顔に見えたかとか，色はついていたかとか，しゃべっていたかとか。それこ

そ，怖いのかとか．治療上も大事なので，患者さん本人に対して悪いことを向こうはしてくるのか，怖いのかとか．
小阪　時間がかかるのです．私は聞いて，後から書くのです．だから，よけい時間がかかってしまう．

REM 睡眠行動障害

小阪　もう1つ重要なのは，REM睡眠行動障害ですね．これが初発症状であることも少なくなくて，パーキンソン病やDLBの発病の何年も，場合によっては10何年も前から見られることもあります．20年くらい前からあるという人もいますよね．言われると，「あっ，うちの主人はこれです」と言う人はありますね．寝言があることが多いのですが，普通の寝言だったら問題ない．大声で怒鳴ったり，叫び声をあげたりするのです．そういう場合は，注意しないといけない．こういう寝言は，かなり特徴的で，中には行動化が見られる．布団の中で暴れたり，ベッドパッドを叩いたり，暴れ回る．起き上がって，バンバンと壁を叩いたり，徘徊したり，そういう行動化がみられる．これは夢を見ているので，夢と混同している．家族には，夢と現実とを混同しているみたいですよということをよく言います．本人はまったく覚えていないわけではない．譫妄ではなくて，覚えているのですね．夢の中での出来事で覚えていることが多い．夢そのものは，ある程度想起できる．ベッドパートナーでないとわからないことが多いので，家族全部がわかるかというと，決してそうでない．大声で怒鳴ったりすると，中には娘さんでも気づいていて「そういえば，うちのお父さん，前からそうだったね」という話をする人もいる．アメリカのベープ（Boeve）たちが言ったように，注意すると結構多い症状です．

池田　そうですね．REM睡眠行動障害が頻度的にコア症状に入るかどうかはわかりません．ただ病態のメカニズムを考える時には小阪先生がおっしゃったように，まさに夢見ているのか，現実なのかわからなくなるような感じで…．認知機能が悪くなって幻視に振り回されている時も，患者さ

んは何か夢の中にいるような感じなのですね．ですから，もしかしたらこれは病態解明には重要なキーになる症状である可能性があると思いますね．

小阪 おそらくこういうのは，覚醒性（vigilance）の問題で…．

池田 多分，似たようなことが起こっているのですよね．

小阪 脳幹網様体とか，そういうところの何らかの障害．そこはレビー小体病で障害されやすいから．そういうのと関連があるかなと思っているのですね．

池田 寝ている時に起これば夢なのですが，横で見ていると，起きている時にも一見似たようなことが起こっているのではないかという感じなのです．

小阪 こういう症状が特徴的ですね．

うつ病

小阪 DLB ではうつ病が early depression として初発することがあるので，高齢者でうつ病がある時には注意しないといけない．特に高齢者のうつ病で認知障害が加わってきた場合には，DLB を考えてください．高齢のうつ病が遷延する場合にも DLB をちょっと頭に入れてください．高齢のうつ病で精神病症状があったら，DLB を考えてくださいというふうに精神科医にいつも言っているのですが．うつ病と診断されて，ずっと見てもらっているのに，結局 DLB としての治療をしてくれてないのですよと言う家族が結構いるのです．

池田 これは医療上も，たいへん大事なことですね．

小阪 すごく重要です．

池田 難治性，遷延性の高齢者のうつ病というのは，かなりの部分がDLB だと思います．

小阪 だから，血管性うつ病（vascular depression）と言われているのは問題で，高齢者の場合はむしろ DLB のほうが可能性が高いと私は思いま

す。

池田 そうですね。大学病院では，ECT（電気けいれん療法）依頼で，一般の精神科病院から，難治性のうつ病の方が紹介されて入院されるのですね。だけど，高齢なので，もう1回薬を考えてみようと言って処方を考え直している1～2か月の間に幻視が出てきたり，パーキンソニズムが出てきて，DLBだったという方が結構いらっしゃいますね。また，先輩の先生方の言われていた概念で，うつ病性の仮性認知症について，実は最近うつが治っても認知症はそんなに治らないと言われているのですが，その中のかなりの部分をDLBが占めていると思います。

小阪 仮性認知症は，本当に認知症になっていくのが多いよね。

池田 診ていると，多いですよね。

小阪 そういうのはきっとDLBが多いと思うのですね。だから，精神科医としては重要な問題。この辺は特に注意してほしい。

池田 精神科医にとっては，本当に大事です。

小阪 これを具体的に話すと，精神科の先生は「そういえば，いる，いる」と言いますよ。気づいてないだけですね。

抗精神病薬への過敏性

小阪 もう1つは，抗精神病薬への過敏性。これも非常に重要で，幻覚・妄想の精神病症状が起こりやすい。しかも，脳形態画像で所見が乏しいので，機能性精神病と誤診されやすい。だから，安易に抗精神病薬，特に定型抗精神病薬が投与されることが少なくない。特にハロペリドールなんか非常に多く使われている。ハロペリドールを使うと，体がガチガチになってしまって運ばれてくることがある。その時にはもう手遅れ。

池田 私も，今から思えば申し訳なかったと思う患者さんがいらっしゃいます。DLBと考えずに老年期妄想症とか遅発性パラフレニアと思って，激しい妄想に対して抗精神病薬を処方してしまって。

小阪 精神科医がかえって病気をひどくさせているということもある。

池田 老年期の精神病，遅発性パラフレニア，それから妄想を伴ううつ病ですよね。抗精神病薬や大量の抗うつ薬を使って，薬の副作用で訳がわからなくなって紹介されてくる患者さんも結構いらっしゃる。

　老年期の難治性うつ病というのは本当にたいへんなのです。食べられなくなって，身体が弱っていくので。だから，その中のかなりの割合がDLBの患者さんだとすると，そこを見逃していると大変なことですよね。

小阪 そういう意味では，面白い病気でしょう。

　それで非定型抗精神病薬は比較的副作用が少ないのでいいけれど，これも少量で過敏性が見られた場合には，一応DLBを考えたほうがいいですよということを精神科医の前ではさかんに言うようにしているのです。多いのは脳外科とか精神科でハロペリドール2mgとか3mgをいきなり入れると，急にガタッと悪くなってしまうケース。

池田 精神症状が強いですからね。

小阪 最近，知られてきたので非定型を使うことが多いのですが。それでも過敏性を示す人が出てきた。

パーキンソン病との関連性

小阪 それからパーキンソン病の経過中に幻視が出てきたら，L-ドパが使われていようが，使われていまいが，DLBを考えないといけない。以前はL-ドパによる副作用と考えたけれども，現在は必ずしもそうは考えない。幻視が出現した後，1年以内に認知症が発症することも少なくない。ということで，今はDLBの脆弱性という考え方が優勢だということを神経内科の先生方にはさかんに言っています。それでも，まだ信じてくれない人もいますね。

　パーキンソン病の経過中に認知症がみられたら，これはPDDですから，この大部分がDLBだと考えていいので，そのつもりで対処してほしい。ただ，神経内科の先生方はパーキンソン病と診断したのに途中でDLBと診断するわけにいかないので，PDDという言葉は残してほしいと

いう人もいます。それはいいよと言います。PDDであってもいいけれど，頭の中ではDLBと同じだという認識を持ってください。そうすると，対応の仕方が違いますからというふうに話をすると，納得してくれる。

　パーキンソン病に認知症が加わる率は，かつては，臨床的には30％くらいと考えられた。ところが，剖検例では50〜55％というデータが多くて，現在では高齢者が増えたので，70〜80％。だから，パーキンソン病では，認知症はごく普通の症状であるということになります。

池田　これは，高齢者が増えたということと，パーキンソン病の治療がよくなって，罹病期間も長くなったということ…。

小阪　確かに高齢になった。罹病期間も長くなった。両方あります。だから，高齢発症のパーキンソン病が増えたことも確かですね。だけど，確かに治療がよくなってきたので長生きするようになったということもある。

幻聴，妄想

小阪　DLBにおけるBPSDとしては，今言ったようないろいろな視覚認知の障害があるけれども，その他の幻覚として，幻聴だけということがあるのですね。

池田　幻聴は結構多いですよね。兵庫脳研でやっていた連続症例の解析では幻聴はすごく少ない。だけど，自分で愛媛や熊本の精神科専門外来で診ていると，幻聴はもっとあって，幻聴しかない例もある。

小阪　幻視と幻聴があるというのは，時々あるのです。幻聴しかないという症例もあるのですね。他の症状もあるからDLBと診断できるのだけれど，幻聴だけということもあり得るから注意しなければいけない。いろいろな幻覚が出てくる。妄想は大体こういう幻覚と結びついたものが多くて，それに基づいた被害妄想，罪業妄想。嫉妬妄想が高齢者に多いですね。

池田　まだ論文にしていないのですが，布団が動いて嫉妬妄想につながる。アルツハイマー病の嫉妬妄想というのは，すごく少ない。DLBでは

非常に多いので，注意深く聞いてみると，布団が揺れているので，それで妄想と結びつくのですね。

小阪 おじいちゃんが誰かを引き入れている。

池田 引き入れて布団が動いている。

小阪 それだけではなしに，セクシャルな行動が見える人もいる。

池田 見える人もいるのですが，布団が動いている人が多い。

小阪 多いですね。

―― それは日本だけではなくて…。

小阪 日本だけではないと思います。欧米の人はあまり言わないけれど…。本当に被害妄想，嫉妬妄想は多いですよ。

池田 他の認知症に比べると，嫉妬妄想が明らかに多いです。

小阪 しかも高齢の人が多いですね。男性にもあるが，女性に圧倒的に多い。これは面白いと思いますよ。

池田 誤認なのか妄想なのか微妙なところですが，誤認妄想あるいは妄想性誤認と呼ばれている症状です。その辺は大東祥孝先生が詳しいのですが，とにかく誤認と一体になったような妄想というのが多いですね。

小阪 そうなんですね。不安も多い。普通譫妄はBPSDに入れないようになっていますが，譫妄で起こることもある。表4-2のようにDLBでは非常にBPSDは多彩です。

BPSDの臨床

小阪 BPSDに対する医療に関する詳しい調査がないので，やりましょうよ，ということで池田先生も私も入っているぼけ予防協会で出した報告[2)]をご紹介します。専門医が外来で診たり，訪問診療で診ている自分自身の症例をもとにして調査しました。BPSDの目立つ人を中心にしたのですが，134症例が対象例になって，女性が64.5%。平均年齢が79.95歳。78.4%が後期高齢者で，この問題は後期高齢者の重要な問題となる。診断を見ると，アルツハイマー病が59.7%，DLBが21.6%，血管性認知症が

表 4-2　DLB における BPSD の頻度

Barroni et al (2007)		Ballard et al (1995)	
不安	67.4%	幻視	92.9%
抑うつ	61.9	妄想	59.5
アパシー	57.6	妄想性人物誤認	33.3
興奮	55.4	抑うつ	19.1
睡眠障害	55.4		
精神病症状	50.0		

16.4% と，専門医なので，さすがにいい比率を示していますね。一人暮しも 15.7% いました。

専門医のところに来る前に前医が診ている症例が多くて，その前医の内訳をみると，精神科が 33.8%。神経内科が 19.5%。脳外科が 9.1% で半数以上が認知症を専門に診ているといわれている科にかかっているということが明らかになりました。

受診した経路を見ると，家族からの勧めで直接専門医を受診したのが一番多く，31.8%，医師から紹介されたのは 1/4 ぐらいしかない。ケアマネジャーからの紹介が 28.7%。ということで，医師以外の紹介で来た場合が多い。家族からというのが一番多かった。

専門医が関わったらどうなったかというと，主に BPSD の症状が軽減したというのが 26.9% で，かなりあります。主に生活のしづらさが軽減できたというのが 14.9%。BPSD の症状と生活のしづらさ両方が軽減できたというのが 49.3%。ということで，90% 以上が専門医にかかることによって BPSD や生活のしづらさが軽減されています。専門医がちゃんと診れば軽減するということを示したものです。

BPSD の種類としては妄想が一番多い。攻撃性が次に多く，次に，睡眠障害，幻覚。こういったものが 30% 以上に見られる。しかもほとんど毎日というデータが出ています。以上が実態調査の結果です。

DLB の早期診断は重要だということを最近，私は強調しています。DLB は最も BPSD を起こしやすい認知症。そのために患者さんの苦しみ

も強いし，介護者の苦労も多い。だから，DLBは早期に診断して，早期に適切な治療をすることによって患者さんの苦痛を軽減したり，介護者の負担を軽減することによって両者のQOLを高める。そういうことが非常に大事なのです。だから，DLBを早く診断しましょうと宣伝しています。

　DLBの場合にはパーキンソン症状がよく出てくる。これは普通のパーキンソン病の症状と同じですが，振戦は比較的少ない。これは従来から言われていること。自律神経症状も結構出てきて，特にシャイ・ドレーガー症候群。起立性低血圧が結構あって，失神発作なども出てくるし，注意すると結構多い症状です。ということで，自律神経症状は最近注目されている症状です。

　2003年のわれわれの報告[3]では，29剖検例中，28例で何らかの自律神経症状が出ていました。これは後方視的な検討です。認知症が進んでくると尿失禁が出てくるので，すべてがDLBに由来する自律神経症状とは言えないけれども，尿失禁が非常に多くて，便秘も多い。低血圧が66%あって，起立性低血圧が28%というデータが出ています。ということで，DLBでは非常にBPSDが起こりやすい。特に精神症状が起こりやすいので，注意する必要がある。

池田　DLBは，まさに現在の認知症医療が見直されている1つの大きなきっかけになったと思うのです。先ほど話題にした認知機能障害だけではなくて，それ以上に精神症状が診れないといけない，それから最後に出てきたように自律神経症状も，身体が診られないと駄目だということです。そして神経症状ですね。全体が診られないと，一部だけ診ていても，きちんとした治療ができない病気だと思うのです。

小阪　パーキンソン病の治療ができないと，DLBの治療もできないよね。パーキンソン病を神経内科に任せて，精神症状だけこちらというのはなかなか難しい。両方一緒に診てくださいと言われてしまうことが多いので，パーキンソン病の治療もやらないといけない。

池田　いろいろ難しい。治療のところで出てくると思いますが，失禁が激しい人には，ドネペジルを使いにくい。いろいろなことを考えないといけ

ない病気なので，治療するにはかなり高度な技術がいると思います。

小阪 臨床をきちんと診ていないと，本当にわからないですね。

池田 臨床の醍醐味が味わえる病気なのですよ。

小阪 だから，精神科医にとって，非常に面白い病気なのですね。

池田 なぜ精神科医が，あまり診ないのか不思議でなりませんね。

小阪 最近，こういう話をすると関心を持ってきて，診断するようになってきました。

■文献

1) Iseki E, Marui W, Nihashi N, Kosaka K：Psychiatric symptoms typical of patients with dementia with Lewy bodies-similarity to those of levodopa-induced psychosis. Acta Neuropsychiat 14：237-241, 2002
2) ぼけ予防協会：BPSDの医療・介護に対する実態調査とBPSDチームアプローチの研修事業の指針策定．厚生労働省未来志向研究プロジェクト，2008
3) Horimoto Y, Matsumoto M, Akatsu H, et al：Autonomic dysfunction in dementia with Lewy bodies. J Neurol 250：530-533, 2003

第5章

早期発見・治療・介護

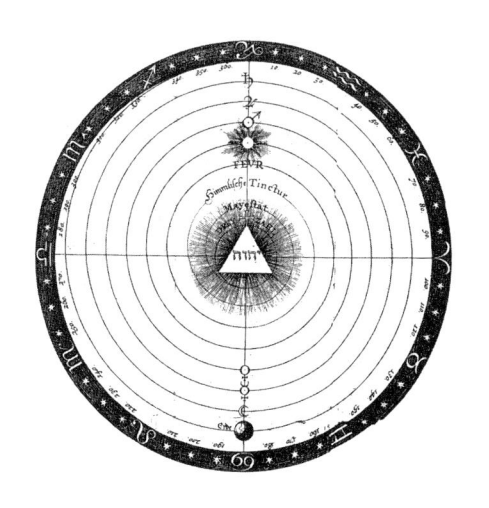

DLB と軽度認知障害（MCI）

小阪 DLB では，記憶がアルツハイマー病などよりも保たれる傾向があるので，軽度認知障害（mild cognitive impairment；MCI）レベルでなるべく見つけたほうがよい。MCI についてピーターセン（Petersen）たちの考え方が日本に浸透しています（表 5-1）。最初はアルツハイマー病の前駆段階だというような狭い考えがあったけれども，最近はピーターセンも考え方を広げて，この MCI を健忘性 MCI と非健忘性 MCI に分けて，健忘性の代表としてアルツハイマー病を入れています。前に田邉先生にも話したことがあるのだけれど，辺縁系神経原線維変化型認知症（limbic neurofibrillary tangle dementia；LNTD）（これは私の造語ですが）がまったく欧米では触れられていないのです。これは後期高齢者，特に 85 歳以降に記憶障害で発症して認知症があまり進まない状態で，人格も割と保たれているのですが，これはみんなアルツハイマー病と診断されている。欧米でもあまり知られていないのですが，神経原線維変化だけが海馬領域にたくさん出ているということで，外国では tangle only dementia とか，そういう言葉で表す。そういう話をすると「あれですか」というぐらいであまり知られていない。これはまさに健忘性 MCI の典型だと思いますが。

池田 田邉先生はシンプルタイプとよく言っていました。

小阪 彼はシンプルタイプという言い方をしますね。それから非健忘性

表 5-1　MCI の多様性

健忘性 MCI	
Single domain	AD，[LNTD]，うつ病
Multiple domain	AD, VD, うつ病
非健忘性 MCI	
Single domain	FTD
Multiple domain	DLB, VD

LNTD：limbic neurofibrillary tangle dementia
（Petersen & Morris：Arch Neurol 2005 を改変）

MCIの中にピック病などのFTDとDLBが入っています。だから一応DLBもMCIという考え方が取り入れられるようになっていますが。

池田 MCIという概念が出てきた時から先生がおっしゃったように，当然アルツハイマー病を念頭においていたと思います。しかし，普通に考えればすべての認知症に前駆段階があるはずで…。

小阪 当然前駆段階だから。

池田 当たり前ですが，ただ私自身はアルツハイマー病はともかく，脳血管性認知症のMCIも結構難しいかなと思っていました。FTDはいまだに確信を持ってMCIの段階から発症まで診た人はいないです。だけど，抑うつとか幻覚，妄想だけしかみられなくても，この人は絶対DLBになるなという方が熊本の外来でも数人はおられるので，このMCIという概念が，アルツハイマー病の次に使えるようになるのがDLBだと思います。

小阪 ところがDLBのワークショップでは話題にならないです。

池田 どうしてでしょうか。

小阪 MCIという概念というのは話題には少し出るが，これは当てはまらないという感じで飛ばされてしまう。

池田 いかにもという方もいらっしゃいますよね。パーキンソン病で少し抗パーキンソン薬を入れただけですぐ幻覚・妄想が出てしまう人とか，あるいは難治性のうつで，少し物忘れも始まってきたような方とか，幻覚，妄想が出ているが，そのうちでも幻視が非常に強い人とか，これは間違いなく1年か2年でDLBになるという方がいらっしゃいますがね。

小阪 これからおそらく話題になってくると思うけれども，DLBでもMCIという概念は必要だと思いますが，国際的にはまだ余り言われていない。やはりアメリカ系の人はアルツハイマー病というのはいつも念頭にあるからかなと思います。そのくせ tangle only dementia の話は出てこない。無視されている。

　さて，日本ではMCIという概念が最近は話題になっていますが，それはなぜなのかということで少しお話しをします。これは当然認知症の早期発見が大事で，早期に診断して早期に治療するほうが大事だということが

重視されるようになってきたことが大きいと思います。日本でもドネペジルが出てきて一応治療法ができました。早く見つけて早く治療したほうがよいということで予防の観点から認知症の前段階の可能性のある MCI への対応が重視されるようになったわけです。認知症のすべてがそうだけれど，私は MCI レベルから見つけて介入して治療したほうがよいと考えて，MCI レベルで来た人に対しても何らかの介入をしたり，治療するようにしています。これは専門医の中でも「あなたはまだ大丈夫。問題ないから」と言って，早いうちには治療しないで，帰してしまう人も少なくないですね。

池田 帰してもいいですが，やはり少なくとも半年に1回来てもらってフォローするというのが大事でしょうね。

小阪 そこら辺の考え方がまだ十分行き渡っていない傾向はあります。

　MCI は認知症の前段階ととらえるべきです。当然 MCI も認知症に進む場合もあるし，逆によくなって元に戻るものもあるが，認知症にならなければそれで結構なことなので，認知症の可能性があるから MCI レベルでとらえたほうがいいのではないかと思います。MCI も人によっていろいろだが，60〜70% はゆくゆくは認知症になっていくというデータが多いので，そうとらえたほうがいいのではないか。MCI のレベルで見つけて対応すれば，認知症を予防したり発症を遅くできるし，特に BPSD の発生を予防したり，早期対応ができる可能性がある。だから MCI への対応は認知症の早期発見につながるというのが，私の考えです。これは専門医の中でも反対意見があって，必ずしもそう考えていない人もおります。

池田 ただ，DLB の場合は先ほどもお話ししたように，独特のうつとか，幻覚，妄想とか，ほかの認知症にないものがあるので，MCI の段階から「この人はいろいろな認知症になっていく可能性がある」というよりは，間違いなく DLB のほうに進んでいくということがわかります。したがって，先生がおっしゃるように早め早めの対応が可能だし，重要だと思います。

小阪 DLB は早期診断が非常に重要です。DLB は最も BPSD を起こしや

表 5-2　DLB の早期診断を！

- 軽度認知障害（MCI）のレベルで発見する努力を！
  　以下の場合には DLB を考慮して対応を！
- REM 睡眠行動障害がみられたら
- 特有な幻視がみられたら
- うつ病に認知機能障害がみられたら
- 抗精神病薬への過敏性がみられたら
- パーキンソン病の経過中に幻視がみられたら
- パーキンソン病の経過中に認知障害がみられたら
- DLB は知れば知るほど診断される！

すい認知症であって，そのために患者も介護者も大変な思いをする。だから，DLB を早期に診断して早期に適切な対応をする，治療をする。そうすることによって QOL を高めることが大事だと，私は考えています。

2005 年に Neurology に発表した CDLB ガイドラインの改訂版の中で，中心特徴が認知症だと述べていますが，注意が必要です。MCI のレベル，あるいはもっと前から診断できる可能性があるので，これを忘れないようにする必要があるのです。つまり早いうちでは記憶障害はあまり目立たないことがあるのでその辺のレベルで診断することが大事だと思います。そういった経過を見ているとだんだん認知機能の障害も出てくるということですので，認知症ということにこだわると診断が遅れてしまいます。

DLB の早期診断が大事で MCI レベルで発見する努力をしましょうということで，いくつかの点を挙げました（表 5-2）。DLB は知れば知るほど診断ができるので，ちゃんとした知識を身につけましょうというのが重要な指摘点です。

特に REM 睡眠行動障害は早いうちから出てくるので，注意したほうがいい。このごろ，日本でも睡眠の専門家たちの間で REM 睡眠行動障害が問題になっていて，その多くはパーキンソン病，あるいは DLB に移行するという観点が大分日本の睡眠の専門家でもとられるようになってきました。その段階からとらえればおそらく幻視が出るもっと前に対応できる可能性があると思っています。

池田 熊本でも研究を少し始めているのですが，特に寝言というのは大事だと思います。睡眠の専門家たちが重視するのは，睡眠ポリグラフィという検査で REM 睡眠時に筋肉が起きている時と同じように動くという所見です。だけど，そこまで典型的な人はそんなにいなくて，多くは寝言ぐらいで終わっているので，注意深く聞かないと早期発見ができない。

小阪 普通の小さい声の寝言はいいのだが，大きい声で怒鳴ったり，叫んだりとかそういうものは大体これが多いですね。だから，この辺の話をちゃんと聞かないとついつい見逃されてしまいます。この REM 睡眠行動障害がパーキンソン病を含めいわゆるレビー小体病ではかなり早い時期に出てくるということを言い出したのがアメリカのベーブ（Boeve）たちで，その考えは確かにそうだなと，私も実感しています。

薬剤への過敏性

小阪 それから抗精神病薬への過敏性の問題。ドネペジルに対する過敏性が出ることもあります。アルツハイマー病でも 3 mg のドネペジルで胃腸障害が出て使えないという人はいるが，DLB では特に多いですね。

池田 多いです。

小阪 消化器症状だけではなくてイライラ感が強くて攻撃的になったりする。そういう場合は 3 mg よりも少ない量を使ったほうがいい。ドネペジルの過敏性があった場合には，アルツハイマー病ではないかもしれないということをある程度考えたほうがいいのではないかとこのごろ感じています。

池田 そうですね。あまり科学的根拠はないのかもしれませんが，非定型抗精神病薬とか，ドネペジルだけではなくて例えば風邪薬とか。

小阪 風邪薬は言いますね。

池田 そんな薬に関しても DLB の患者の一部は過敏性を示すので，薬の使い方全般に関してやはり注意しておかないといけない病気かもしれないです。

小阪　中枢神経系に何らかの影響を及ぼすような薬は若干過敏性が起こってくる可能性がありますね．だから，よく割と安全だからといって，チアプリドとか，スルピリドとかを使うと問題が起こることが多い．
池田　だめですね．抗うつ薬もだめですね．
小阪　うつ病で抗うつ薬を使うと悪くなってしまうことがある．DLB は特殊な特徴を持っています．
　パーキンソン病の経過中に幻視，あるいは認知症が出てきた場合には DLB に注意する必要があります．最近は DLB と PDD というのは発症の違いがあるだけで，両者は区別できないという報告が圧倒的に多くなっていますので，DLB と PDD はほとんど一緒という考えをしてもらったほうがいいということを特に神経内科の先生には強調しています．
池田　ドネペジルが出る前はどんな治療をされていましたか．私はドネペジルができる少し前からおそらく自分ではある程度診断できるようになっていたと思いますが，ただそのころは診断したら本当に気が滅入っていて…．
小阪　アルツハイマー病もそうだけれどね．
池田　でも，DLB はもっとたいへんでしたね．薬による重篤な副作用が起こるということはわかっていたので，あのころは本当に微量の抗精神病薬と抗パーキンソン薬を使っていました．それもまったくおかしいのですがね．メカニズムからすると正反対の薬を使うわけですから．患者さんに謝りながら本当に微量で調整していたのを思い出します．それぐらい，診断した後も気の滅入る病気でしたね．患者さんは転び始めますし．
小阪　そうですね．治療法がないですしね．そのころはしょうがないからニセルゴリンのような脳循環代謝薬を使ってはいたが，効果のほどはわからなかった．薬を使うことによって特に家族は安心できるので，何らかの薬は使うようにはしていたが，確かに非常に大変でしたね．今は一応ドネペジルがあるので大分助かりますね．
　後頭葉に血流の低下があるということが特徴づけられて，このことが先走りしてしまっていて，放射線科，脳外科の先生もこれがないと DLB で

はないという認識が結構あります。だから，私がDLBを疑って，私の施設にSPECTがないので他の病院に頼むと，「後頭葉血流低下はありません。したがってDLBは否定的です」という返事が返ってきます。後頭葉に血流低下があればDLBだと思うが，なくても…。

池田 半分ぐらいはないですね。SPECTで見る限りは…。

小阪 私も半分ぐらいだと思っています。だから，SPECTの結果にあまりとらわれ過ぎてしまうと誤診してしまうということがある。放射線科の先生などは，DLBは後頭葉と思っているみたいで，それが問題です。

心筋シンチグラフィ

小阪 I-MIBGの心筋シンチグラフィは非常に重要なバイオマーカーですが，欧米では残念ながらまだ認めてくれていません。しかし，最近は外国でもやるようになってきました。アメリカではすごく高いので，なかなかやれないみたいです。ヨーロッパでは少しずつやる傾向にはあるみたいで，大分注目はされています。

池田 最初に気づかれたのは，織茂先生たちでしょうか。

小阪 織茂さんよりも山田正仁先生と一緒に仕事をしている先生たちだと思います。

池田 彼らが気づいたのは，もともとこれはパーキンソン病で異常が出るということからですか。DLBで最初にこれが言われ始めたのは…。

小阪 いや必ずしもそうではないですね。交感神経系の障害，自律神経系の障害があるというところからやったら，こうだったと。パーキンソン病でもDLBでもそうだというところから出てきたのだと思っています。非常に着眼点はいいですね。確かにノルアドレナリン系の交感神経系の節前線維のところでブロックされているという理論もはっきりしています。だから大事な方法だと思いますが，まだ国際的には認めてくれていない。2009年3月のカッセルでのDLB/PDD国際会議では織茂先生がこれを強調して剖検例の所見を見せて，今のCDLBガイドラインの支持的特徴か

ら示唆的特徴へ上げるべきだということをはっきりと言ってくれたので，かなり理解はされてきたと思っています．次回の第5回国際ワークショップではおそらくMIBG心筋シンチグラフィが示唆的特徴に上がってくるのではないかと思います．

薬物治療

アセチルコリン系障害の観点からみたDLB

小阪 さて治療の問題に入りますが，アセチルコリン系の障害はアルツハイマー病で強いということで，今のコリンエステラーゼ阻害薬が出てきたわけです．これは1980年前後にコリン仮説が出て，アルツハイマー病の研究がずっと進むようになりました．それはどうしてかというと，パーキンソン病のドパミン説に準じているわけです．1960年ごろにスウェーデンのカールソン（Carlsson）先生とか，日本の佐野勇先生（当時大阪大の教授）がパーキンソン病ではドパミンの減少があるということを発表し，ドパミン系の薬を使うべきだということを言い出して，L-ドパ治療が行われるようになった．それとまったく同じことで，アルツハイマー病の場合はアセチルコリンが脳の中で少ないから，アセチルコリン系薬剤を使えばよくなるのではないかというのがコリン仮説に基づいて出てきたもので，治療上で非常に大きな意味を持ったのです．ところがこのアセチルコリン系の障害はアルツハイマー病よりもDLBでずっと強いということが最近はよく知られるようになった．

池田 いつごろから先生はこれを言われていたのですか．

小阪 もう10年以上前から．

池田 日本ではドネペジルの治験が始まったころから，DLBにはもっと効くはずだというのは言われていましたね．

小阪 それはどうしてかというと，アセチルコリン系の起始核であるマイネルト基底核を見ると神経細胞の脱落がはるかに強いというのは，神経病理を見ていればわかる．

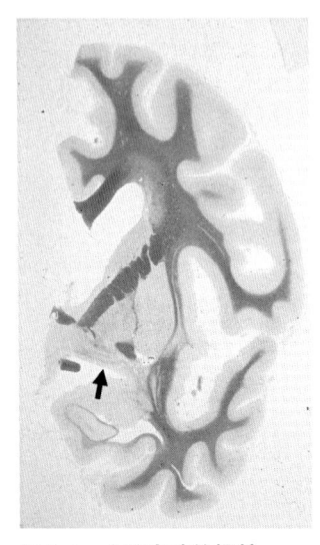

図 5-1　大脳半球前額断
（矢印マイネルト基底核）

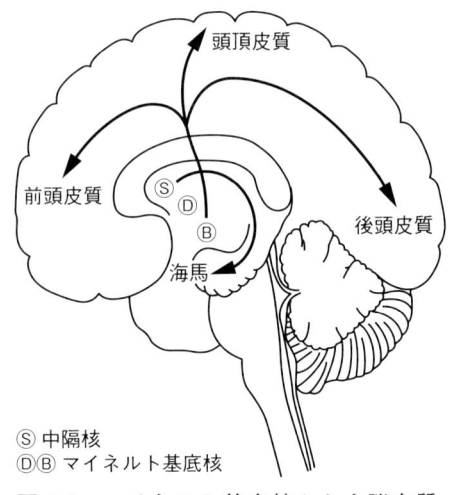

図 5-2　マイネルト基底核から大脳皮質，中隔核から海馬へのコリン性線維の投射

Ⓢ 中隔核
ⒹⒷ マイネルト基底核

　図 5-1 にマイネルト基底核が示されています。ここからもう少し前内側へいくと中隔核があるのですが，これらがアセチルコリン系の神経細胞がたくさんある部位です。小さな部位なので最近はこの厚さを MRI で調べて，薄いと障害が強いというようなことを言っている人もいます。こんな小さい場所なので本当にそれができるのかなと私は疑問を持っているのですが，そういう研究もあります。

　いずれにしてもこんな小さなところがコリン系の大脳皮質への投射源になって，マイネルト基底核から大脳皮質全般にコリン性の線維を送っている（図 5-2）。そして中隔核から海馬領域にコリン系の線維を送っている。マイネルト基底核，中隔核がコリン系のもとになっていて，マイネルト基底核と記憶との関連が特に重視されてきたのが，やはり 1980 年代ですね。瞬く間にこのマイネルト基底核が注目されたのです。

　図 5-3 は，無名質（substantia innominata）です。迷走神経背側核とこの無名質でレビーがレビー小体を初めて見つけた。だから神経病理をやっ

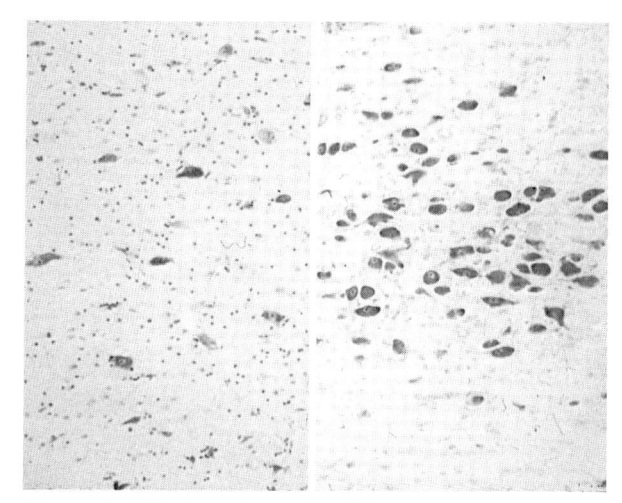

図 5-3　無名質（マイネルト基底核）
（右：正常，左：DLB）

ている人はだれもが知っていることですが，ここに障害があるということはパーキンソン病でも知られるようになりました。ところが，DLB ではもっと強い障害がある。アルツハイマー病の場合でも，当然コリン系の障害が強いということは病理を見れば大体わかるはずです。右側が正常なマイネルト基底核で，大型の神経細胞がたくさんあります。これがアルツハイマー病でも減るが，DLB ではもっと減ってくる。このことを知っていたのでアセチルコリン系の薬剤が効くのが DLB だということを私は主張していたのですが，その当時はだれも信じてくれなかったですね。

図 5-4 は 2000 年のチラボッシ（Tiraboschi）によるデータ[1]ですが，脳の中のコリンアセチルトランスフェラーゼ（ChAT），つまりアセチルコリンの合成酵素を脳の中で測ったものです。前頭葉と海馬領域で見ると，正常コントロールに比べてアルツハイマー病では確かに減っています。減っているが，DLB でもパーキンソン病でも，もっと減っているということがわかりました。このように正確な脳の生化学的データが出てきたのは 2000 年です。

図 5-5, 6 は藤城弘樹君の仕事[2]ですが，矢印のところが中隔核。中隔核

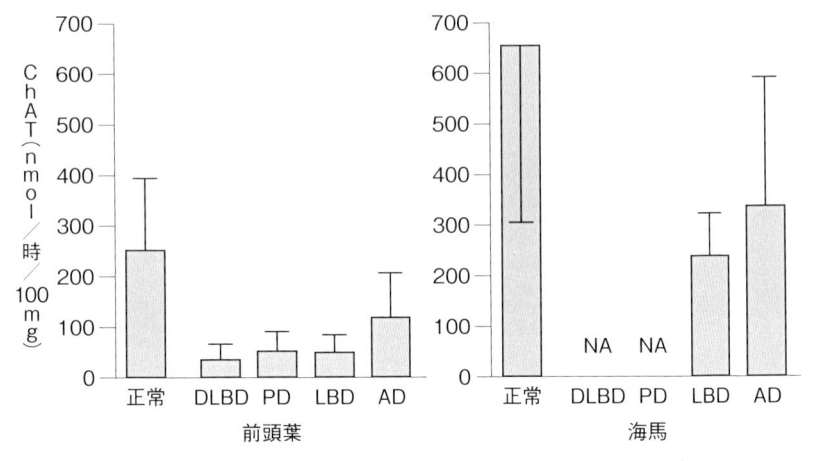

図 5-4　レビー小体病，アルツハイマー病，正常の脳内 ChAT 濃度[1]

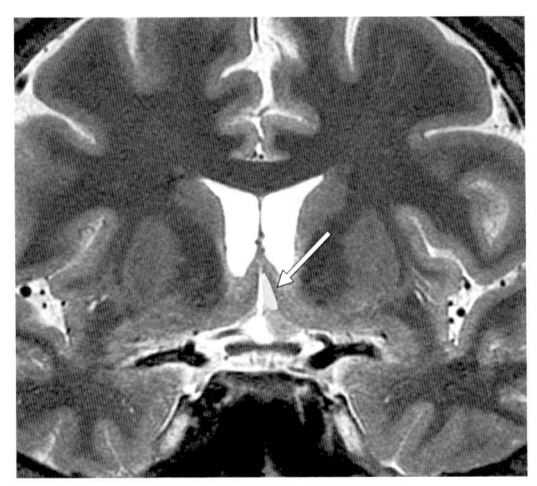

図 5-5　中隔核（矢印）[2]

で神経細胞がどれぐらい減っているかというデータがなかったので，調べたものです。アセチルコリン系の免疫染色を使って調べたのですが，コントロールに比べてアルツハイマー病では減っているが，中隔核でも DLB では有意に減っているということがわかった。これから海馬領域の線維も

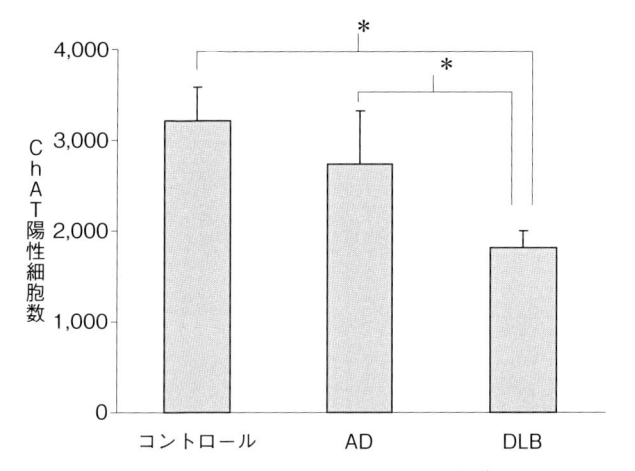

図 5-6　中隔核のアセチルコリン系神経細胞数[2]

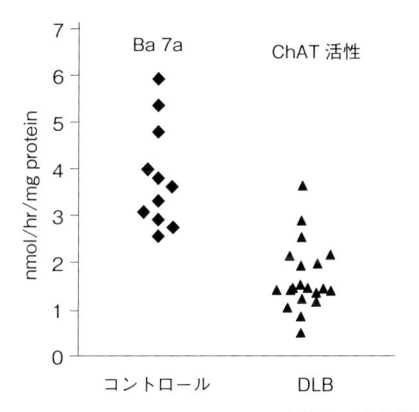

図 5-7　DLB における ChAT 活性の減少[3]

やはり障害されているということがわかったわけです。

図 5-7 はニューカッスル・アポン・タインのバラード (Ballard) の 2000 年の仕事[3]ですが，ChAT を調べるとコントロールに比べて DLB では明らかに減っているということがわかります。だからアセチルコリン系

がアルツハイマー病よりも脳の中でより強く障害されているということが明らかになっています。2000年頃にそういうデータが出てきた。

コリンエステラーゼ阻害薬の効果の発見—タクリン

小阪 ご承知のように，1987年にアメリカのズンマース（Summers）たちがセンセーショナルな論文を出しました[4]。アルツハイマー病でコリンエステラーゼ阻害薬のタクリンが非常に効果があるという報告でした。これはセンセーショナルで世界中を駆けめぐったような報告です。例えば仕事にも行けなかった人が仕事に出かけるようになったとか，自転車に乗れなかった人が自転車に乗って行けるようになったとか，そんな症例を何例か挙げています。ところがこの症例は後ほど亡くなって剖検したらアルツハイマー病ではなくてDLBであることがわかった。これはレビーたちの1994年[5]，ウィルコック（Wilcock）たちの1994年の論文[6]で明らかになりました。これでアメリカの人たちもやっとわかった。このタクリンが効くのはアルツハイマー病よりもDLBのほうではないかということを認識したのです。それでレバート（Lebert）たちが4年後の1998年にDLBの11例でタクリンを使ったら効果があったということを報告している[7]。ここでコリンエステラーゼ阻害薬とDLBとの関連というのが注目され始めました。このころはまだドネペジルは発売されていない。日本では1999年に発売された。タクリンはご承知のように肝障害が非常に多いので，日本では使えなくて，そのうちにドネペジルが出てきたということになります。

ドネペジルの効果

小阪 ドネペジルの効果についての報告を見てみますと，1998年にシーア（Shea）たちが9例のDLBの症例にドネペジル5〜10 mgを投与した7例で認知機能の障害が改善し，8例では幻視までよくなったという論文を報告しています[8]。

　それからミネット（Minett）たちが2003年にDLB 11例，PDD 11例に

ドネペジルを使って20週間見たら認知機能障害や幻視が改善した。ところが6週間休薬したらまた悪化したということで，継続して使わなければならないことがわかった[9]。

こういう論文でも強調していますが，先ほど池田先生がおっしゃったように，パーキンソン病の場合はドパミン系とコリン系の拮抗作用というのがあり，ドパミン系の障害の人にアセチルコリン系の薬を使うとパーキンソン病が悪くなるということで，神経内科系の人はあまり使いたがらなかった。ところがパーキンソン病の悪化はないということが，この論文でも報告され，強調されている。

池田 本当に幸いなことになかったですね。

小阪 あったらむしろ症例報告物です。あることはあるが，少ないですね。だから「あまり気にしないで使ってください」と私はいつも神経内科の先生に言うのだけれど，それでもいまだに使わない人がいますね。

そこでそのころからやはり，ドネペジルはDLBでより効くということを製薬会社の人にも言うようになったのですが，なかなか「うん」と言ってくれなかった。ドネペジルを開発したのがエーザイの杉本八郎（現：京都大学客員教授）さん。彼にもこの話をしたのですが，彼も知らなかった。

では試みにやろうということで，probable DLBと診断した症例について京都府立にいた森敏君と，仙台の森悦朗先生とわれわれのグループの井関君，3つの施設でopen label studyをやりました[10]。ドネペジルを3〜5 mg投与した。このときはまだ10 mgは使えませんから。NPI（neuropsychiatric inventory）・ADAS（Alzheimer's disease assessment scale）-Jcog，それからパーキンソン病のUPDRS（unified Parkinson's disease rating scale）を使って評価した。この結果をPsychiatry and Clinical Neuroscience（2006年）に報告しました。

この結果を示しますと，例えば図5-8，認知機能の変動というところを見ると，明らかに12週目で有意な効果があることが示された。それから図5-9はNPI全体の変化です。BPSDを評価するNPI全体でみると8週

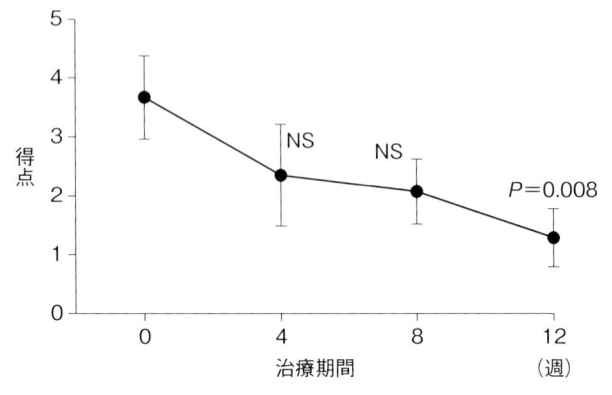

図 5-8　ドネペジル投与後の認知機能の変動の変化

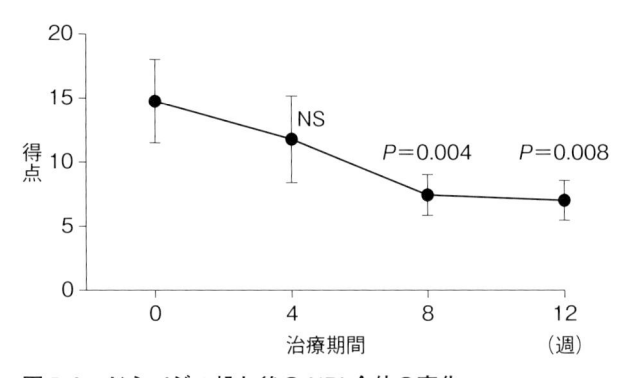

図 5-9　ドネペジル投与後の NPI 全体の変化

目,12 週目で有意な効果があることがわかった。それから図 5-10,幻覚,妄想だけを取り上げてもやはり 8 週目,12 週目ではもっと効果があることが明らかになったのです。

図 5-11 では ADAS-Jcog は 4 週目に少しよくなっていますが,全般的に見たら有意差はありませんでした。

例えばトーマス(Thomas)たちの 2005 年の報告では,ドネペジルを

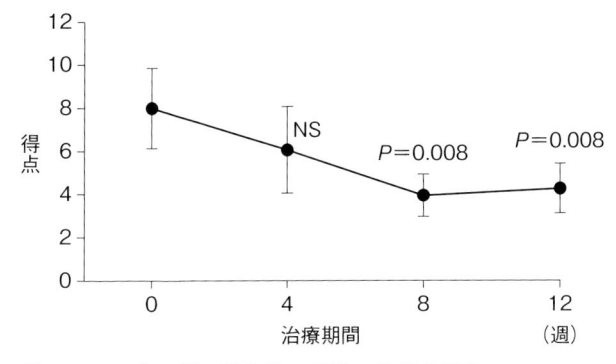

図 5-10　ドネペジル投与後の幻覚・妄想の変化

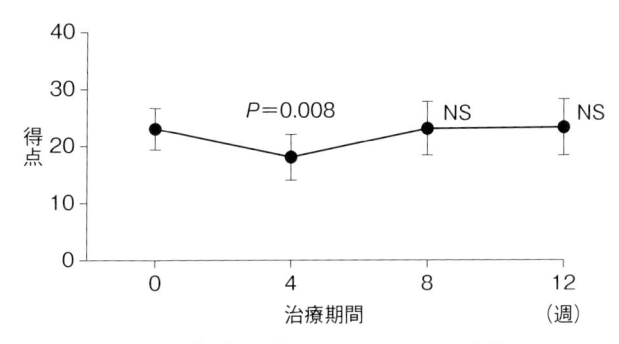

図 5-11　ドネペジル投与後の ADAS-Jcog の変化

PDD 40 例と DLB 30 例に使って比較をしています[11]。MMSE（mini-mental state examination）を見ると DLB では 12 週後に +3.4，PDD でも +3.2。それから NPI 全体で見ると DLB では −14.6，PDD でも −12.0 というように明らかな効果があったということで，特に幻視，それから妄想に効果がある。アパシーにも効果があるし，睡眠障害，不安にもより少ないが，効果があるということがわかりました。DLB と PDD の間では認知障害と BPSD の効果には差はなかった。だから，両方とも効くということがここでも強調されています。

2006年の池田先生の報告では，ドネペジルがBPSDに対してDLBでより効果があるということを強調してました[12]。probable DLB 20例の外来患者に12週間評価したもので，MMSE，NPI totalを使って見ると，明らかにDLBの認知障害とBPSDに効果がある。特に幻覚，妄想には効果がある。そういうことの結果として，介護者の負担も軽減されるという報告でした。

池田　preliminaryな研究ですが，私は介護負担のことを荒井由美子さんとやっていたので，DLBとFTDの介護負担をどう減らすかということをずっと念頭においていたのと，もう1つは神経心理学的な視点から，幻視や人物誤認の神経基盤を見つけたいと考えていました。それで評価尺度もどれがいいかとかいう研究をこの時期に愛媛大学でやっていました。

小阪　介護負担を軽減するというのは重要なことですね。

　また，池田先生のデータで，ドネペジルを使う前と12週後でははっきりと介護負担が減るということが示されています。

池田　これははっきりしていますね。

小阪　介護負担がこんなに軽減されるということを，明らかにZaritスコアで示している。これも重要な指摘ですね。こういうデータも日本から出ています。

　ついでに他のデータも紹介したいと思いますが，ローマン（Roman）たちが2007年に報告したデータです[13]。ドネペジルの効果をやはりPDDとDLBとで比較したものです。DLB 22例，PDD 23例。これはopen label studyですが，注意，反応時間，それから注意の持続に有意な改善を示した。ところが，DLBとPDDの間にはまったく有意な差はない。DLBでもPDDでもドネペジルは同じように効くというデータが多い。こういうのは特に神経内科系の人には強調して言っているのでだいぶ神経内科系の人もドネペジルを使うようになってきていると思います。

　バーシン（Bhasin）たちの2007年の報告は，DLBに対するドネペジル29例，ガランタミン42例，リバスティグミン35例という，いわゆる3種類のコリンエステラーゼ阻害薬の文献を調べて比較をしたというデータ

です[14]。その中ではドネペジルが MMSE に対して＋3.9。NPI で－14.4 ということで，ガランタミン，リバスティグミンよりもドネペジルのほうが文献上は効果がすぐれているというデータを出しています。いずれも BPSD に対して効果がある。パーキンソン病症状の悪化はないと，はっきりと記載した。これも貴重なデータです。

　日本でもドネペジルの効果を臨床治験しようということで，全国規模で今，私が責任者で池田先生にも参加していただいてやっています。世界初の大規模研究ということで，これは日本で見つけた病気を日本で見つけた薬で治療しましょうというキャッチフレーズです。欧米でも非常に注目してやりたがっているのですが，製薬会社は日本の報告が出てから欧米でもやってもらおうという方針もあります。だから，この結果を非常に期待したいのですが，ただ問題はとりかかるのが遅かったので症例が集まりにくかったこと。

池田　やっと 130 です。

小阪　160 例を目指していたのですが，2010 年 3 月には 130 例にやっと達した。

池田　とても難しかった。これは小阪先生のおかげで全国的な治験になり，森悦朗先生と私が下に入っています。プロトコールを侃々諤々で 3 人でつくりました。精神医学，行動神経学，神経心理学的な知識を駆使してつくっているので，今までとプロトコールが全然違いますが，それでも予想されたように難しかった。

小阪　まず症例が集まらないことでした。どうしてかというと，ドネペジルはすでに使われてしまっている。私のところにくると，アルツハイマー病と診断されて使ってしまっている。DLB と診断されていなくても使われている。そうすると，治験に乗らない。ちょっと緩めて途中からは前に使っていても何か月も使っていなかったら使ってもよいということになったのですが，前に使ってやめた人は効果とか副作用とかいろいろあって難しい症例が多いので，実際はあまり症例が増えてこなかった。そこが非常に難しかった。

池田 ご存じのように，いろいろな薬を治験で評価するときに，普通は今まで入っていたいろいろな薬を wash out して，観察期間が大体 1 か月ぐらいあります。DLB は絶対もたないからといって 3 人で製薬会社と議論して，やっと 2 週間になった。

小阪 プラセボを使って，2 週間は実薬を使えない。その間に DLB ではもたなくなってしまう。

池田 せっぱ詰まって精神科に来ている家族は，その 2 週間も耐えられない。そこで脱落して薬を使ってしまうことが多いので治験として厳密な評価ができません。それぐらい難しい病気ですね。

小阪 だから，なかなか治験が進まなかった。もっと早くやってくれれば症例が増えたのに，今やドネペジルを他で使われているからますます難しくなるということです。

抑肝散

池田 もう 1 つ日本発の仕事ができそうなのは，抑肝散。これも小阪先生のリーダーシップで終わっていて，いい結果が出ています。

小阪 出ています。

池田 ただ，抑肝散よりももっとドネペジルがいいと思うのは，先ほども言いましたが，ドネペジルの場合は認知機能がよくなるからです。DLB に関して，ドネペジルは単なる BPSD の対症療法薬ではないのです。アルツハイマー病よりは認知機能が明らかに上がってくるので，決して精神症状が治まるというだけの作用ではないですね。何とか成功すればいいですが。

小阪 DLB に対する抑肝散の効果ということで，全国の多施設 open study を行いました。

　この抑肝散が注目されるようになったのは，東北大の岩崎鋼先生，荒井啓行先生の功績です。最初アルツハイマー病も含めて認知症で使ってみたら効果があるというのを英文で報告しています。その後 DLB でも使ってみたらもっと効果があったという報告があって，それを受けて抑肝散が使

われるようになっています。私たちの臨床研究で open label 試験で全国規模でやりました。

　詳しいことは省略しますが，脱落例もありましたが 63 例での DLB 研究は初めてなので，これでいいだろうということで終了しました。ほとんどが外来患者です。

　パーキンソン症状の Yahr stage で見るとかなりパーキンソン症状が目立つ人も半分近くいます。それから MMSE の値もいろいろで，低い人もいるし，24～30 点までの人もいた。先ほどのドネペジルの治験で，私も 1 人乗せようと思ったら明らかに MMSE が低かった。これはいいと思って本試験に乗っけようと思ったら 28 点もついてしまった。波があるものだから。

池田　それも難しいですね。治験の場合はたまたま状態の波がいいときにスタートしてしまったら，しばらくすると今度は悪い状態がやってきて薬の効きよりも症状の波で悪くなるほうが大きくなってしまうので評価が難しい。

小阪　そうですね。こういう study の難しい点ですね。

　表 5-3 は開始時の症状です。アルツハイマー病に対する抑肝散の治験は朝田隆先生たちがもうすでに終わって，水上勝義君の論文[15]が出ています。アルツハイマー病のものと DLB とを比較したものです。開始する時に DLB では幻覚，主に幻視ですが 93.7%。それから妄想が 73%。不安がやはり 73%。一方，アルツハイマー病の場合は興奮が 69.2%。無関心が 60.3%。異常行動が 61.5% ということで，DLB とアルツハイマー病の BPSD では大分内容が違うことがこれでもおわかりだと思います。

　安全性に関しては，副作用は少ないが，低カリウム血症を起こした症例がやはり一番多くて 4 例。このうち 2 例が私の症例です。低カリウム血症だけ注意すればあまり問題はない。飲みにくいというのは少しあるのですが。

　NPI のサブスケールの結果は，一番よかったのが幻覚（図 5-12）。それから興奮，妄想です。これらは有意差があります。うつ，不安に対しても

表 5-3 抑肝散投与前の BSPD の出現率（DLB と AD の比較）

指標となる症候	DLB (n=63)			AD (n=78)		
	有症率（%）	平均	標準偏差	有症率（%）	平均	標準偏差
妄想	73.0	7.4	3.4	52.6	5.5	3.4
幻覚	93.7	7.7	3.5	23.1	4.7	3.0
興奮	54.0	5.7	3.5	69.2	5.4	3.2
うつ	54.0	3.9	2.5	34.6	4.3	3.2
不安	73.0	4.4	3.2	44.9	5.0	3.2
多幸	12.7	2.8	2.4	16.7	3.2	2.2
無関心	58.7	5.7	3.1	60.3	7.0	3.1
脱抑制	20.6	4.5	3.0	37.2	5.7	3.8
易刺激性	46.0	5.0	3.4	55.1	5.8	3.5
異常行動	42.9	5.3	3.5	61.5	7.5	3.5

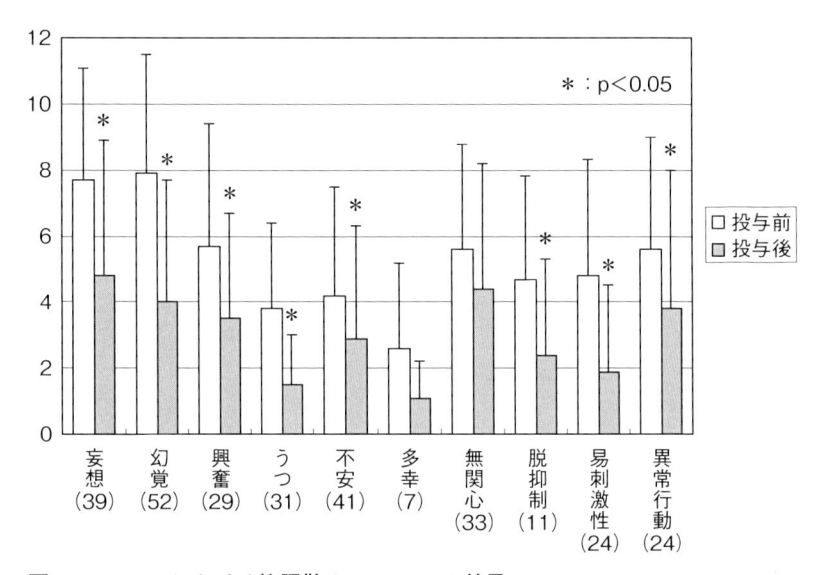

図 5-12 DLB における抑肝散の BPSD への効果

有意差がある。脱抑制にしても興奮，易刺激性，異常行動に対しても有意差が認められた。非常にいいデータになっています。

　アルツハイマー病の治験と DLB の治験を比較すると，図 5-13 のよう

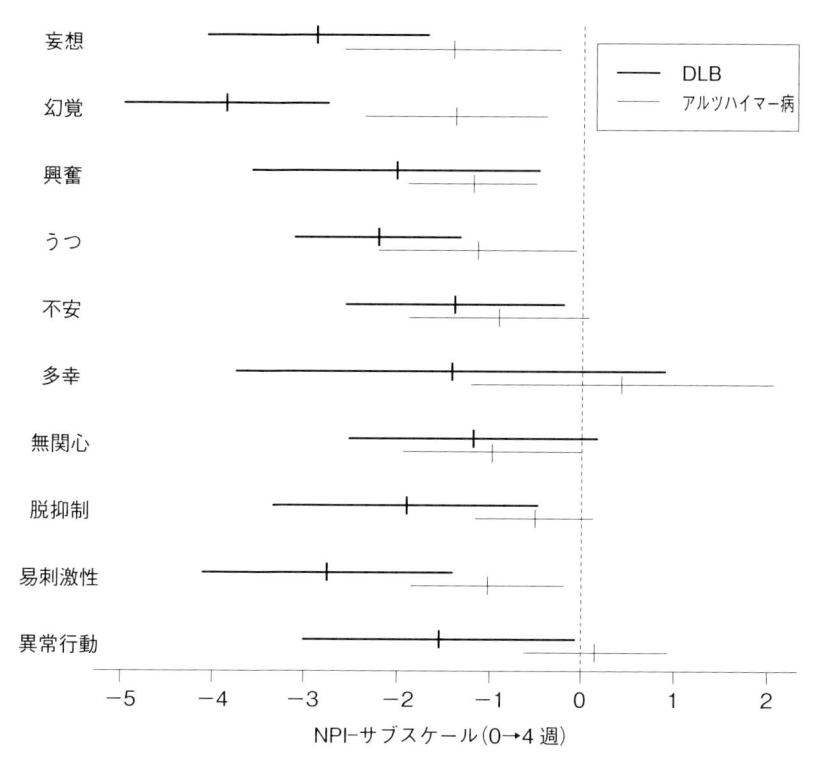

図5-13 抑肝散の効果のDLBとアルツハイマー病との比較

に，DLBでほとんどが左側に寄っています。妄想に対しても幻覚に対しても興奮に対してもうつに対しても，それから不安，多幸，ほとんどすべてに対して左寄りになっている。つまりDLBのほうに抑肝散は効果があるということが明らかになりました。

その他の薬物療法

小阪 そういうことで，DLBの薬物療法としては認知症そのものにはドネペジルしかない（表5-4）。これがある程度効果があるから使いましょうということになります。BPSDに対してもドネペジルは効果がある。私

表 5-4 DLB の薬物療法（小阪）

認知症そのものの治療	ドネペジル
BPSD への治療	ドネペジル
	抑肝散
	非定型抗精神病薬（クエチアピン，オランザピン，ペロスピロン，リスペリドンなど）
	SSRI（セルトラリンなど），SNRI（ミルナシプラン），トラゾドン
パーキンソン症状への治療	L-ドパ，ドパミンアゴニスト，MAO-B 阻害薬

は DLB 治療のファーストチョイスはドネペジルで，認知機能の障害と BPSD の両方に効果が期待できると話しています。BPSD に対してはその次に抑肝散を使いましょうと話しています。抑肝散は副作用が少ないので安全性が高いから使いやすい。それでもどうしてもだめなら，非定型抗精神病薬をごく少量使いましょう。非定型抗精神病薬の中では，DLB ワーキンググループではクエチアピンを推奨しています。クエチアピンは一番錐体外路症状が出にくいので，これを少量から始めましょうと推奨していますが，ご承知のようにクエチアピンは糖尿病がある人には使えないので，それが問題ですね。オランザピンもそうですが，リスペリドンは割と即効性があるものの錐体外路症状が起こりやすいほうの薬なので，私は 0.5 から始めて 1 mg まで。たまには 1.5 mg ぐらいまで使うこともあるが，それ以上は使わないようにしています。

池田 私はクエチアピンがだめだったらペロスピロンを使っています。効き目は弱いですが，安全性は同じぐらいなので。

小阪 そうですね。ペロスピロンは割と…。幻視などはこちらを使うと効果が出ますね。それから SSRI，SNRI もうつに対して少量なら使いますが，SNRI のほうが無難ですね。トラゾドンも眠前に使うことがあります。パーキンソン症状に対しては，高齢者は L-ドパが中心でいいと思いますが，若い人にはドパミンアゴニストなども使ってよいと思います。

池田 進歩しましたね。何もできなかったのに，この 5 年ぐらいでこれだけオプションができました。ほかの認知症よりもむしろ，オプションが増

えましたから。

小阪 これで治療上は大分やりやすくなったことは確かですね。臨床では非常に助かっています。ただ，うまく使わないとすぐ悪くなってしまいますから，かかりつけ医の先生にも私は「非定型抗精神病薬は使わないでください」と言っています。ところが結構使いますね。リスペリドンを2.0 mgぐらい使ったりして悪くなってしまう。

池田 抑肝散でだめだったら紹介していただきたいですね。

小阪 そうですね。専門医に紹介してほしいですね。そういうふうに話していますが。最近は使いたがりますね。これは少し問題ですね。

DLBの早期治療のためには，中核症状に対してはもちろんドネペジルは大事だが，非薬物療法が非常に大事ですよ。BPSDに対しては非薬物療法，特にケアの工夫が大事です。そして薬物療法は今，言ったような方法でやりましょう。BPSDが多いので早く使ったほうが絶対に効果がありますから早期に始めましょう。

DLBにおけるBPSDの治療については，疾患情報と生活情報をよく聞いて，今，直面している生活のしにくさを軽減しましょう。非薬物療法として環境の整備，看護・介護の工夫。最近は介護ではセンター方式とか，バリデーション療法，キョウメイション・ケアとか，スピリチュアル・ケアなどいろいろなケアがあるので，そういうケアを駆使したほうがいい。

DLBではいろいろな薬を投与されていることが多いので，今，飲んでいる薬物を再点検してコントロールするということがまず第一。薬物を使用する場合には少量から始めてゆっくりと増やしていくという原則を守っていかないと，DLBでは特に問題が起こります。

キョウメイション・ケアは今，私や岩田誠さんが顧問をしている，横浜福祉研究所で波田野政治さんや宮田真由美さんたちがやっているケアです。キョウメイションというのは日本語の「共鳴」を英語化して「キョウメイション」です。例えば幻視がある場合に，とにかく受容しましょうと。受容することによって患者を安心させましょうということです。これは今，売り出していまして，DLBのキョウメイション・ケアに

ついて本を書こうという話をしているところです。私もまだ十分理解していないのですが，横浜福祉研究所でさかんにやっているものです。リーズナブルな方法だと思っています。

　BPSD に対する抗精神病薬の効果ということですが，DLB では抗精神病薬に対する過敏性があるということで D_2 受容体遮断作用の強い定型抗精神病薬は使ってはいけない。特にハロペリドールは使うと悪くなってしまうので絶対使わないようにする。チアプリドやスルピリドもよくない。これらは脳外科医が好きで，専門医でもチアプリドをしばしば使用しますね。

池田　そうですね。チアプリドが脳梗塞後の精神症状に一応保険適用がありますから。だけど，私は使わないです。

小阪　私も使わないです。

池田　患者さんがぐたっとすることが結構多い。

小阪　すでに使われている時には3錠使うというのを，しょうがないから1錠ぐらい残したりするが，原則使わないですね。

池田　保険適応はありませんがまだ非定型のほうが安全ですね。

小阪　そのとおりです。非定型抗精神病薬が使用されているが，とにかく少量から徐々に増量していって，例えばリスペリドンだったら 0.5〜1 mg。オランザピンなら 2.5〜7.5 mg。クエチアピンだったら 25〜150 mg。ただクエチアピンだけは 200 mg まで使っても大丈夫な症例がある。

池田　私もあります。

小阪　これだけは少し増やしてもいい。

池田　ちょっと例外的ですね。少量でいい時もあり，25 mg の半分でいい時もありますね。

小阪　私は 12.5 mg から使います。

池田　あとの薬は量を増やしていくと大体副作用が出ます。

小阪　これだけは例外ですね。あとは本当に少量から。最近はアリピプラゾールができたからちょっと使いやすくなっています。

非定型抗精神病薬の課題

小阪 リスペリドン，オランザピン，クエチアピンについては外国でも報告があります。ありますが，ごく少量です。本当は日本で治験をやりたいところですが，厚生労働省が許してくれない。

池田 FDAの警告もあり，使えなくなってしまいましたね。

小阪 重要なことはパーキンソン症状の悪化ということです。これは注意しないといけない。悪性症候群が起こることもある。それから糖尿病には特に注意で，使えない場合もあるので注意しなければならない。

　一番問題なのは2005年のFDAの警告ですが，これが一番抗精神病薬を使いにくくしている理由です。これは非定型抗精神病薬を使うとプラセボ群に比べて死亡率が1.6～1.7倍高くなる，という警告で，それ以降，抗精神病薬が使いにくくなってしまった。その後定型抗精神病薬はもっと死亡率が高くなるということが指摘されました。だから抗精神病薬が使いにくくなってしまった。特にアメリカなどでは使うと告発されてしまうので使えないという傾向があって，なかなか難しいです。日本の場合には家族によく説明して許可を得て使う必要があります。ところが2年前か，本間昭さんが老年精神学会の専門医に「非定型抗精神病薬を使っていますか」というアンケートを取りました。そうすると，約80％の先生方が認知症のBPSDに対して「非定型抗精神病薬を使っています」という回答があった。それはいいのですが，「ちゃんと同意を得て使っていますか」という質問には同意を得ているのが30～40％。非常に低い。専門医ですら少ない。専門医でない人はまったく同意をとっていない。同意をできれば文書に書いて残さないといけない。それでもおそらく裁判になったら負けてしまいます。

池田 負けるでしょうね。

小阪 使わざるを得ない現状なので，本当はきちっと臨床治験をやって厚生労働省が責任を持って，安全性を確認してやってくれればいいのですが，FDAが警告を出しているから厚生労働省はやらないという問題がある。

池田 ただあの FDA の報告を見たら，寝たきりの人や 90 歳ぐらいで心筋梗塞の既往がある人とかが対象になっています。

小阪 だから死亡率が高いのは当たり前ですね。

池田 われわれが絶対使わないような人にいっぱい使って，それで死亡率を上げている。元気な人で慎重に使ったらまず事故は起こらないと思います。

小阪 そうです。だから，あれでは死亡率が高くなるのは当たり前です。

池田 おかしいですね。あれで振り回されるのは。

小阪 あれで振り回されていること自体が問題ですね。

　DLB に限らないですが，BPSD の薬物療法は多種多彩多量の薬を使っているので，それをコントロールすることが重要だと思います。それからドネペジルも非定型抗精神病薬も，DLB には健康保険上はオフラベルです。だから，説明をして同意を必ず取ることが必要だということをあちこちで強調していますが，難しいですね。

　そういう治療状況ですが，何か先生，ご意見ありますか。

池田 やはり薬に対する過敏性が問題で，副作用も起こりやすいですし，一方では効果も割と出やすいので，先生が強調されたように薬は少量からいくことが重要です。ごくごく少量からスタートしてそれだけですむことも結構多いです。それから，きちんとした順番があると私も思います。ドネペジルからいって抑肝散，非定型というようにきちんとした順序を踏んで治療をしないといけない。DLB から始まって認知症一般にもそういう時代に入ったといえます。こういうオプションができたのは DLB が初めてだと思います。そういう意味では画期的ですね。ほかの内科の薬などと同様にきっちりと優先順位をつけて治療薬を選択できるようになってきつつあります。

介護

認知症介護の原則

小阪 このごろはコメディカルの人たちが，DLBに対して割と関心を持ってきました。時々コメディカルの人たちに話をすることがあるので，DLBの介護に限ったことでもないですが，認知症全般の介護について述べます。

有名な室伏君士先生の認知症介護の4つの原則を少し紹介します。まず，不安を解消するように対応しましょう。これは当たり前のことですが，急激な変化を避けようとか，安心の場を与えるようにするとか，室伏先生の指摘のなじみの関係をつくるようにしましょうとか，これは鉄則みたいなもので大事なことです。2つ目が言語や心理をよく把握して対処すること。説得よりは納得を。反応や行動パターンを理解して対処しなければならない。3つ目は温かくもてなすようにすること。本人のよい点を見出し，よいつき合いをしましょう。軽蔑したり，排除したり，無視したり，怒ったり，強制しないようにしましょう。これも大事なことです。4つ目が自分を得させるようにすること。相手のペースに合わせましょう。行動をともにしましょう。これらは室伏先生らしい指摘点で，今でも重要な問題だと思うので，ケアをする人にはいつも指摘しています。

ケアに関しては，その人に合ったケアが大事だということが1つ。つまりその人を理解する必要があるので，その人の生活歴とか性格，家庭や職場での状況，そういうことを知った上でケアをしなければならない。つまりその人に合ったケアをしましょうということで，これは非常に重要なことです。person centered careはまさにこれを言っているわけです。これだけでは不十分で，その人の病気を理解しなければならない。「どういう病気であるかということを理解して，その病気を理解しないといけませんよ」ということをケアの人たちに言っています。その人の病気に合ったケアをする。

池田　非常に重要ですね。

小阪　疾患の理解が大切です。これがなかなかね。

池田　特にDLBの場合は，この点がわかっていないと，患者さんが転んで事故が起こるし，大変なことになります。

小阪　大事ですね。それをコメディカルの人にはさかんに言っているのです。だんだんそういう気にはなってきましたね。よく勉強するようにはなってきた。

　この認知症ケアの試みですが，時々私は紹介しています。私は今，日本スウェーデン協会と関連があるのですが，スウェーデンにシルビアホームという老人ホームがある。シルビアというのは2009年に来日した，スウェーデンのシルビア王妃です。この人のお母さんが実は認知症になってしまって，それでシルビア王妃がシルビアホームというのをつくって，ここでケアを中心に研究，研修をしようということでやっているところです。ここで特にホフマン（Hoffmann）という女性医師がいてさかんに教育をしています。日本にも毎年来ていますが，ここでは緩和ケア，palliative careという考え方を初めて提唱した。認知症というのは緩和ケアが大事だということです。4本の柱があって，まずは当然症状のコントロールをしなければならない。特にBPSDのコントロールは重要。それから家族自身を支援しなければならない。これは当然のことですが，この家族支援というのは割と抜けてしまいがちで，特に神経内科や脳外科の先生は抜けがちです。家族支援が大事であると。

　それからチームワーク。チーム医療。チームワークというのは非常に重要で，ここの考え方の大事なことは，家族もチームの一員ですよという。だから，チームケアの中に家族も引き入れて一緒にやったほうがよろしいということです。私の病院でもチームケアをしていて，病棟では医師，看護師だけではなくて，PSWも1人張りつけているし，OTも入れているし，それからいろいろな職種も全部一緒のチームで，チームワークを重視してやっています。それからコミュニケーションが大事。コミュニケーションは当然のことですが，非常に重視してコミュニケーションを十分や

るようにする。この4つの柱でやっていくべきだとシルビアホームでは強調しています。

　それからタクティール・ケアが大事だという。これは私も大好きです。日本でも大分浸透してきましたが，タクティールというのは，オリーブオイルを使って，患者さんにタッチする。私なども必ず患者さんの体を触ってコンタクトをとるようにしていますが，それを体系化して，手なら手を一定の順序でオリーブオイルで10分ぐらいかけてゆっくりと話をしながらさわっていくという方法。肩や足にもすることがありますが，こういうのはだれでもができる。ただ，これは今，やるには資格が必要です。

池田　先生，流行の最先端ですね。もちろんいいことだと思います。だけど，資格がどうのこうのと言って愛媛大学に持ち込まれたので…。正直言って資格もお金もいるし，「どうかと思いますけれども，いかがいたしましょうか」って私のボスに聞いたら，「そんなもの，やるわけがない」と一言で終わりました（笑）。

小阪　田邉さんは絶対やらない。でも，タッチというのは大事だから。

池田　たいへん大事です。

小阪　非常に大事でリーズナブルです。確かに患者さんが落ちつきます。今，コメディカルの間では随分広がってきましたね。私の病院も取り入れてやっています。場合によってはスウェーデンまで行かせて資格を取らせようと思っています。こういうのを1つのケアの試みとしてシルビアホームでやっているので，いいことではないかと思っています。確かに少しお金はかかります。そこが問題ですが。

患者と家族に対する注意点

小阪　DLBの介護で少し注意しないといけない点は，記憶障害はアルツハイマー病よりも軽いということをとにかくよく認識してもらうことです。アルツハイマー病は進んでくると一時的な気休めをやったり，少し一時的なごまかしで避けることはできるが，DLBの人は記憶が割といいので，そんなごまかしは使えないので，注意しなければいけません。それか

ら幻視や妄想があるが，これは一方的に拒否せず，受容しましょう。よく話を聞いて受容して安心を与えるようにしましょう。これは室伏先生の考え方にも通じるし，キョウメイション・ケアもまさにこれで，受容し，そして説得ではなくて納得してもらうようにしましょうということ。

池田 先生，ただこれはDLBでは結構難しいですね。もちろん先生は加減してやっておられますが，あまり患者さんの側に立つと，今度は家族がへとへとになってしまいます。すでに家族は幻視や妄想に振り回され尽くしているので。患者さんと家族，両方のサポートが同じ程度に必要なこともよくあります。

小阪 おっしゃるとおりですね。

池田 アルツハイマー病などは患者さんの側についていいと思います。大抵はそれで家族も納得されますが，DLBの場合は患者さんの側に立ち過ぎると，家族が何か自分たちは見放されたような感じになってしまうぐらい疲弊しているので…。

小阪 だから，これはどちらかというと，コメディカルの人用です。家族は確かに毎日のことだから頭でわかっても「そんなのいない。だれもいないから」と言うわけです。

池田 無理もないですね。

小阪 だから，ケアマネジャーや周辺にいるケアの人たちはそういうことをやるようにしないといけませんよという話です。あとは当然パーキンソン症状のような身体的な問題もあるので，私はいつもしていますが，きちんと運動指導をすることは大事な問題です。そういうDLBに特有な注意点はありますよ。

池田 運動指導は認知症全般にも大事ですが，特にDLBにとって重要だと思っています。私がよく言うのは，DLBには波があるので，患者さんに合わせるという当たり前のことが大事で，状態のいい時にどんどん歩行訓練など重要なことをやって，悪い時は譫妄も出ますから，転ばないように見守るぐらいでいいので，そのメリハリの利いた介護をしないといけないということです。

小阪　神経内科の人はパーキンソン病の患者さんでもあまり運動指導をしないですね。運動指導こそ大事で，座ったままで例えば「こう足を高くあげて歩くようにしてください」とか，下肢を伸ばしたり曲げたりとか，そういうことは大事です。リハビリテーションという観点がやはり大事ですね。

家族会の発足

小阪　先ほど少しお話ししましたレビー小体型認知症研究会を毎年11月に開催していますが，重要なことは2008年の11月に家族会「レビー小体型認知症家族を支える会」を発足させて，会長を横浜福祉研究所の宮田真由美さん，副会長を札幌の福寿荘の武田純子さん，それから東京の長澤かほるさんにお願いして，全国に広げるべく活動をしています。

池田　すばらしいですね。共同研究者のイギリスのホッジス（Hodges）はやはりFTDの家族会をつくっていますね。欧米ではすごい寄付があり，研究もサポートしてくれるのですね。

小阪　それがいいところですね。

池田　欧米ではその辺オープンで。

小阪　欧米はね。アメリカでも，すぐファンドを出してくれる。

池田　私はケンブリッジでホッジスと食行動の研究をして家族会に協力してもらったので，帰国する前にお礼としてしゃべっていけと言われて話したのですが，たいへんな数の専門的な質問はされるし，帰国後も個別に「自分の家はこうなのだけれども，どうしたらいいか」とか，「日本の患者さんはどうなのか」とか聞かれて，向こうはそういう点では，いいですね。

小阪　なかなか日本ではそこまでいかない。

池田　どうしても一方通行になって，「何か教えてください」という感じになってしまいますね。

小阪　今，横浜福祉研究所で月に1回，木曜日の夜，家族会をやっています。最初の頃は，私が出ると質問ばかり出てきて，交流というところまで

行くには時間がかかった。

池田 それでも，すばらしいことですね。

小阪 最近は，お互いになるべく話をするように持っていこうということで，試みているところです。みんな熱心で30人くらいいつも集まっています。

池田 愛媛では家族会を組織するところまでいかなかったのですが，FTDや意味性認知症の患者さんが新たにこられたら，その家族には通院中のベテランの家族の方を紹介していました。新入りの方がこられた時に，「だれかベテランの話を聞かれますか」と言って，7～8年も通ってきておられるベテランの家族を紹介したら，うまくいきましたね。私たちがとやかくいうよりは，「うちの介護はこうでこんな問題が出てきて」というふうにお互い交流をされています。

■文献

1) Tiraboschi P, Hansen LA, Alford M, et al : Cholinergic dysfunction in dementia with Lewy bodies. Neurology 54 : 407-411, 2000
2) Fujishiro H, Umegaki H, Isojima D, et al : Depletion of cholinergic neurons in the nucleus of the medial septum and the vertical limb of the diagonal band in dementia with Lewy bodies. Acta Neuropathol 111 : 109-114, 2006
3) Ballard C, Piggott M, Johnson M, et al : Delusions associated with elevated muscarinic binding in dementia with Lewy bodies. Ann Neurol 48 : 868-876, 2000
4) Summers KW, Majovski LV, Marsh GM, et al : Oral tetrahydro-aminoacridine in long-term treatment of senile dementia, Alzheimer type. N Eng J Med 315 : 1241-1245, 1986
5) Levy R, Eagger S, Griffiths M, et al : Lewy bodies and response to tacrine in Alzheimers disease. Lancet 343 : 176, 1994
6) Wilcock GK, Scott MI : Tacrine for senile dementia of Alzheimer's and or Lewy body type. Lancet 344 : 544, 1994
7) Lebert F, Pasquier F, Souliez L, et al : Tacrine efficacy in Lewy body dementia. Int J Geriatr Psychiatry 13 : 516-519, 1998
8) Shea C, MacKnight C, Rockwood K : Donepezil for treatment of dementia with Lewy bodies : a case series of nine patients. Int Psychogeriatr 10 : 229-

238, 1998
9) Minett TS, Thomas A, Wilkinson IM, et al : What happens when donepezil is sudedenly withdrawn? An open label trial in dementia with Lewy bodies and Parkinson's disease with dementia. Int J Geriatr Psychiatry 18 : 988-993, 2003
10) Mori S, Mori E, Iseki E, Kosaka K : Efficasy and safety of donepezil in patients with dementia with Lewy bodies : Preliminary findings from an open-label study. Psychiatr Clin Neurosci 60 : 190-195, 2006
11) Thomas AJ, Burn DJ, Rowan EN, et al : A comparison of the efficacy of donepezil in Parkinson's disease with dementia and dementia with Lewy bodies. Int J Geriat Psychiatry 70 : 938-944, 2005
12) Ikeda M : Donepezil for BPSD in dementia with Lewy bodies : a preliminary study. Psychogeriatrics 6 : 35-37, 2006
13) Roman E, McKeith IG, Saxby BK, et al : Effects of donepezil on central processing and attentional measures in Parkinson's disease with dementia and dementia with Lewy bodies. Dement Geriatr Cog Disorder 23 : 161-167, 2007
14) Bhasin M, Rowan E, Edwards E, et al : Cholinesterase inhibitors in dementia with Lewy bodies―A comparative analysis. Int J Geriatr Psychiatry 22 : 890-895, 2007
15) Mizukami K, Asada T, Kinoshita T, et al : A randomized cross-over study of a traditional Japanese medicine (kampo), yokukansan, in the treatment of the behavioural and psychological symptoms of dementia. Int J Neuropsychopharmacol 12 : 191-199, 2008

第6章

病理・病態

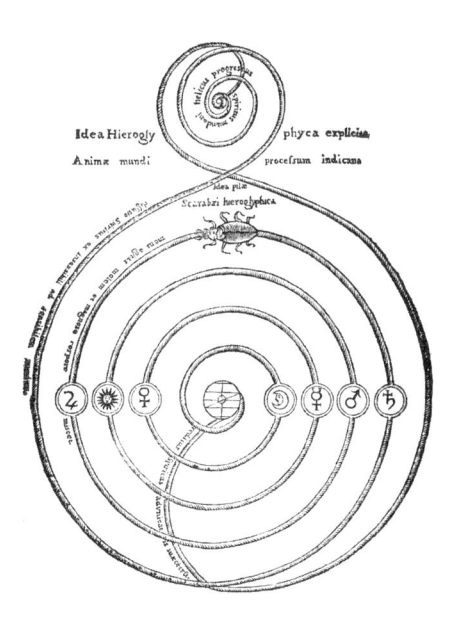

レビー小体の病理像の特徴

小阪 最後は病理を中心に DLB の病態についてお話しします。

1912 年，レビーがパーキンソン病の脳幹でレビー小体を見つけたということに始まります（図 1-1b，4 頁）。

池田 レビーの段階では Lewy neurite というのは，まだわかっていないですね。しかし，図 1-1b の最下段のものが後で言われる Lewy neurite に当たるのですか。

小阪 私も 1978 年の論文で記載しましたが，神経突起の中にエオシン陽性に染まり，銀でも染まるヒモ状のものが見つかりました。私はこれを intraneuritic Lewy body と言った。今言っている Lewy neurite とはちょっと意味が違う。だけど，レビーは 1912 年にすでに神経突起にもあるということを書いている。これはすごいですね。

図 6-1 が脳幹型レビー小体の電顕像です。典型的なレビー小体は線維が周辺に放射状に走っていて，真ん中では顆粒状構造が主体です。

大脳皮質のレビー小体は図 6-2 のようになっている。まさかこれが脳幹型のレビー小体と同じとは思えなかった。だけど，この構造物は一緒です。線維があって，それから顆粒状構造があり，両方がまじり合っているのでわかりにくい。線維が少ないので HE 染色ではボーッと染まるという特徴があります。

池田 歴史のところで，先生は多くの方にお尋ねになったと言われていましたが，どの時点でボーッとエオシンで染まっているのが，レビー小体だと思われたのですか。

小阪 それは 1 つは電顕を見た時，もう 1 つは組織化学的にいろいろ染めると，両者はまったく同じ性状ということがわかった時です。

池田 それは何年ごろですか。

小阪 1978 年の論文ではっきり出しました。

池田 1976 年の論文を出された時は，まだそれの研究をされている途中

図6-1 脳幹型レビー小体の電顕像

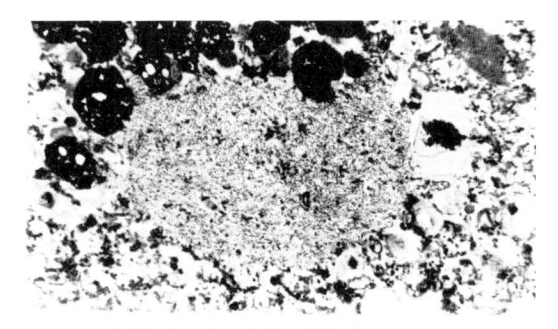

図6-2 皮質型レビー小体の電顕像

ですか。

小阪 途中です。ただ電顕で基本的には一緒だとわかりました。それは池田研二君も報告しています。

池田 1976年から1978年ぐらいに間違いなくレビー小体だということをいろんな方法から認識されていたのですね。

小阪 そうです。精神研に移ってからですね。

　図6-3が，先ほどお話したintraneuritic Lewy bodyです。エオシン陽性にずっと突起に沿ってあるでしょう。これがレビーも書いていたものです。こういう記載は意外と少ないです。

　図6-4のような像は迷走神経背側核に多いけれど，とぐろを巻いている

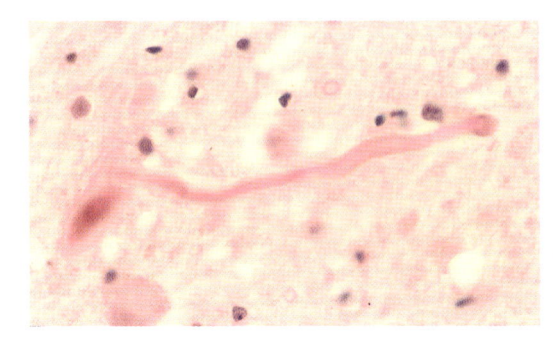

図 6-3 神経突起内のレビー小体（HE染色）

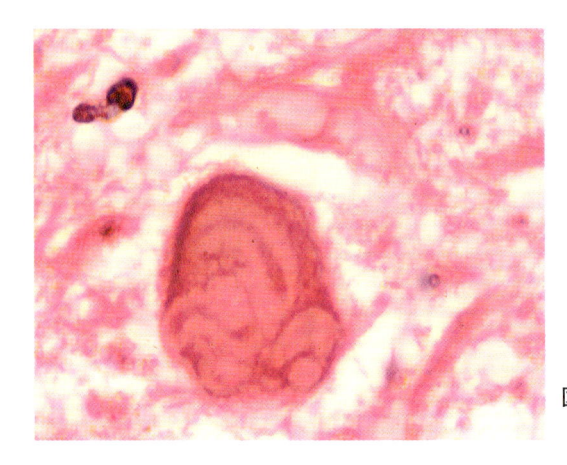

図 6-4 特異なレビー小体（HE染色）

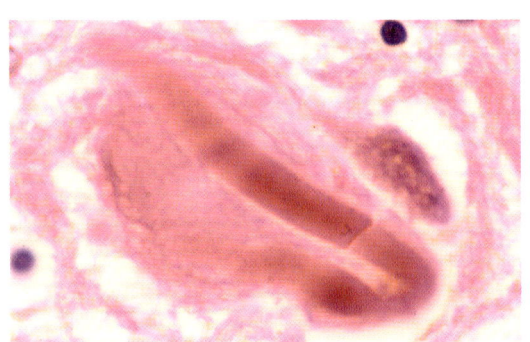

図 6-5 特異なレビー小体（HE染色）

ように見える。いろいろなものがあります。
　図6-5もそうです。神経細胞の中にこんなものが入っている。
── そうすると，電顕がもしなかったら，もっと発見が遅れていたかも？
小阪　遅れていたと思います。電顕があって，組織化学的検査をやってやっと確信した。電顕でもある程度形態学的にはわかります。一見すると全然違いますから。小柳新策先生が基本的には一緒だと言っていたし，池田研二君もそういうことを言っているので，その時点で恐らく同じものかなと思った。
── それはすごい発見ですね。
小阪　そうですね。何で大脳皮質のレビー小体があんな形で出てくるかということが問題です。池田研二君は「あれは早い時期の未熟（immature）なレビー小体だ」と言った。ではimmatureなものだけがどうして大脳皮質に出るのだというと，答えが出ない。私の考えはそれと違って，もとの神経細胞の性状が違うことによる差だと考えた。例えば脳幹のものはドパミン系に多いが，時にはセロトニン系あるいはアセチルコリン系。だけど，大脳皮質のものははっきりしないのです。どういう系統のneurotransmitterと関係があるかというのはわからない。そういうもとの神経細胞自体が違うので，それで現れ方が違うのだというのが私の解釈です。immatureなものだったら，matureなものも大脳皮質に出てくるわけだから，そういうのがほとんどないということはimmatureとは考えにくいということになります。神経細胞のもともとの性状によって同じものでも違ったふうに出てくるのだというのが私の考え方です。
── 先生は「電顕を撮ってくれ」と言ったわけですね。
小阪　それはもちろんです。
── その時に，すぐレビー小体はわかるのですか。
小阪　それはもちろん組織を見て，これがそうかなと思ったら，そこをねらって電顕を撮るわけですから。小柳先生にお願いしてやってもらったものです。
── それはだれでもできるのですか。

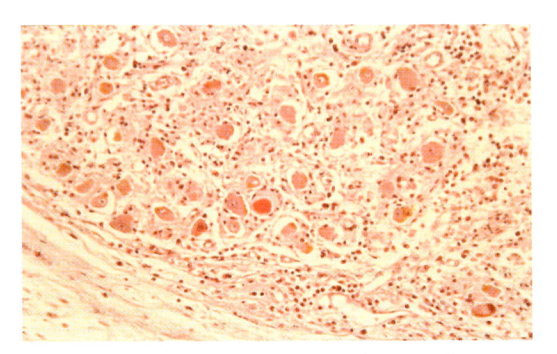

図 6-6　交感神経節のレビー小体（HE 染色）

小阪　これがレビー小体だというところをねらわないといけないから、「これがそうだ」というのを見つけるのに時間がかかるわけです。
──　平野朝雄先生もそうですね。ここを見ればだれでもわかるとよく言って、「ここにあるだろう」と言われましたが…。
小阪　それはある。同じものを見ていても、素人には見えない。
──　わからないですよ。
池田　見えない。
小阪　これは臨床でも一緒で、症状が出ているのにそれがわからない。これはもう見方ですね。同じことです。
池田　人間の見方というのは、本当に不思議ですね。わかっていればすぐに気づくのですが、全然わかっていなかったら、簡単に見過ごしていますね。
──　昔からあるわけでしょう。それをどうして見逃しているのかなということになるわけですね。
池田　臨床でも「変わったアルツハイマー病だな」とずっと言っていましたものね。人間の目は面白いですね。
小阪　図 6-6 は交感神経節です。レビー小体がきれいに見えます。これは、神経突起の中に出てくることが多いと思います。こういうレビー小体が見つかる。

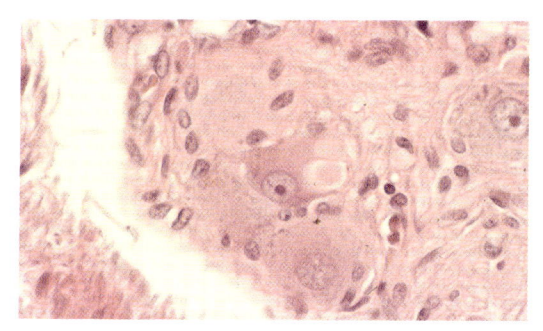

図 6-7 食道壁のマイスナー神経叢のレビー小体

　それから図6-7は食道のマイスナー神経叢の中のレビー小体です。
池田　先生，食道とか，腸のレビー小体は割と昔からわかっていたのですか。
小阪　いいえ，はっきりこういう像を出したのは日本人です。多分，若林孝一先生です。これが何らかの自律神経系の障害を起こすということを報告しました。だから，レビー小体病というのは，脳だけではなくて自律神経系も含めて全身病だというとらえ方をしたほうがよろしいのです。村山さんがやっているように皮膚の中で調べれば，α-synuclein 陽性のものが見つかるのではないかという発想です。
池田　私も臨床の側からそれを期待していました。もしかしたらバイオマーカーが一番早く見つかるのがDLBではないかと思っています。もちろんご存じのように髄液のバイオマーカーは，アルツハイマー病で行われていて，研究としては重要だと思いますが，臨床ではあまり使えません。1日50人も60人も診ているクリニックで髄液を採り始めたら1日数人しか診られませんから，見つかったとしてもあまり実用的ではないです。
小阪　リサーチレベルでは使えるけれどもね。
池田　だけど，DLBは全身病なので，もしかしたら何らかのものが使えるようになるかもしれません。
小阪　例えばMIBG心筋シンチグラフィがある…。
池田　あれもそうですね。1つのお手本ですね。

小阪 皮膚をちょっと採って出てくればもっとよい。そういう点では可能性がある。まだうまくいっていませんが。

大脳皮質のレビー小体

小阪 大脳皮質のレビー小体が強調されるようになったのは1978年のわれわれの報告からです[1]。

池田 電顕などで確証を持たれたのが，この段階ですね。

小阪 そうです。脳幹型と皮質型レビー小体を詳しく形態学的，それから組織化学的に特徴を見つけて，そして両者の同じところと違うところを記載した。これが最初です。

池田 レフェリーはすぐに納得したのですか。

小阪 これには Acta Neuropathologica のレフェリーも納得しましたね。このときはザイテルベルガー(Seitelberger)教授かイェリンガー(Jellinger)教授かどっちかが chief editor になっていた。多分イェリンガー教授と思います。電顕もあるし，そのときやり得る組織化学的なことも全部やっていますから，それは了解されました。

—— そうすると，そういうことをやろうとしている人たちがいっぱいいるわけでしょう。

小阪 この後はね。

—— やられたという感じですかね。

小阪 いえ，だれも大脳皮質のレビー小体に気づかなかったのです。見つからなかったわけですから。岡崎先生がたまたま1960年に記載しているが，そういう観点はなかったから，レビー小体だと断定はできなかった。1978年で初めてレビー小体と同じだということが言えるようになった。それがさらに1997年に α-synuclein が出てきて免疫染色で見たらやはりそうだということで，ますます同じものだということがわかったわけです。

表 6-1 に1978年に報告した組織化学的な特徴を挙げました。最初これ

表6-1 皮質型と脳幹型レビー小体の組織化学的特徴の比較

染色	皮質型	脳幹型	染色	皮質型	脳幹型
H.E.	淡いエオシン	強いエオシン	Sudan Ⅲ	−	−
K.B.	淡い青	淡い青	Sudan BB	弱い＋	弱い＋
Azan	青	青	Millon	弱い＋	弱い＋
PTAH	淡い茶色	淡い茶色	Sakagichi	弱い＋	弱い＋
Bodian	＋＋	＋＋	MgBPB	＋	＋
PAS	−	−			
Best carmin	−	−			
Alcian blue	−	−			
Congo red	−	−			

(1978)

を1977年の神経病理学会に出しましたが、両方ともエオシン陽性に染まる。だけど、脳幹のもののほうが強くエオシン陽性に染まる。皮質のものはちょっと淡い。そしてBodian銀染色では両方とも同じように染まる。蛋白染色法で染めてみるとすべて陽性に出る。例えばPASのような糖質、それからズダン・ブラックB染色のような脂質系では出たり出なかったり。

　図6-8が先ほどの池田先生の最初の質問に対する答えです。この大脳皮質のレビー小体をよく見ていると、stage 1～6と、6段階に分かれます。stage 1はごく初期で、淡く神経細胞内のNissl小体がないところがある。これを最近ではpale bodyと言います。pale bodyはレビー小体ができる前段階だということが今はわかっていますが、そのころはまだそうは言われていなかった。このpale bodyが出てきて、stage 2でエオシン陽性の封入体が出てくる。そうすると、核が偏在して細胞が膨れ上がってくる。さらにstage 3に進むと、核が壊死してしまう。核の働きもなくなってくる。これがstage 4に進むと核がちょっとだけ見えるだけで胞体が赤く染まる。stage 5になると、核もわからなくなってくる。そしてついに神経細胞か何かわからなくなって、消えつつあるレビー小体だけが残っている。今の言葉で言うとghost Lewy bodyになる。神経原線維変化ではghost tangleと言ってずっとこれが残るが、レビー小体の場合はすぐ消え

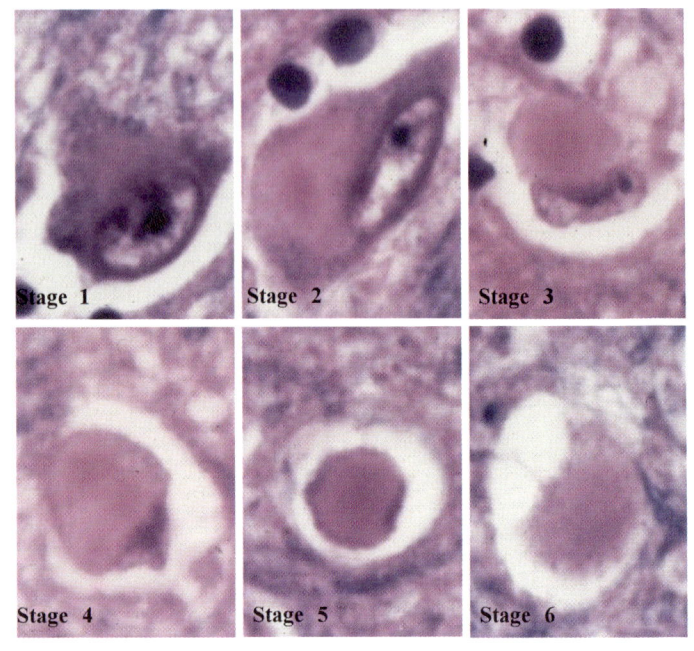

図 6-8　皮質型レビー小体の staging（HE 染色）

てしまうのでこれは見つかりにくい。ピック小体でも見たのですが，ピック小体も神経原線維変化ほど残らない。だから，ghost Pick body というのも割合と早く消えてしまいます。

α-synuclein 免疫染色

小阪　そういうことで，明らかにレビー小体と神経細胞の脱落に関係がある。これが意外と知られていないですね。図 6-9 は私の大学院生であった勝瀬大海君が，2003 年に新しい方法でやってみようということで，α-synuclein の免疫染色を使ってやった結果です[2]。2003 年の報告です。まったく同じことが言えました。ボーッと α-synuclein に染まるものが出

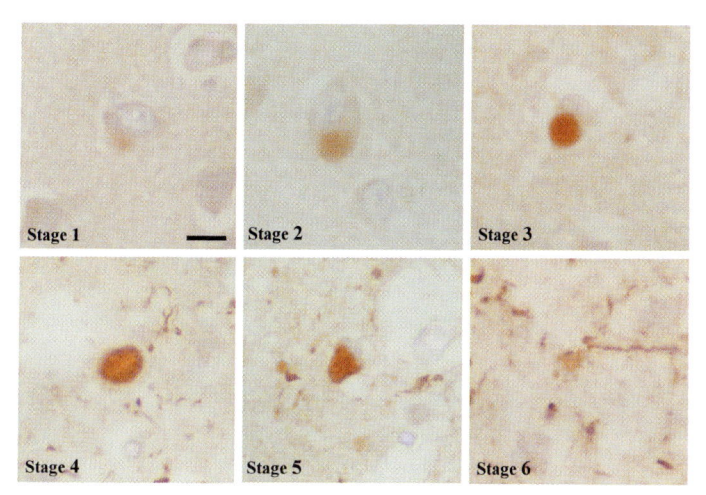

図 6-9 皮質型レビー小体の staging（α-synuclein 免疫染色）

てきて，それがはっきりしてきて核が偏在して，次に ghost Lewy body になってついに消えつつある状態になる。私の 6 つの段階が，最近の方法によって確認されたのです。

池田 こうして並べていただくとわかりますが，どうしてレビー小体が神経細胞脱落と関係があるというのを見抜けたのですか。ghost Lewy body の時期は短いでしょう。ghost tangle の場合には tangle だけが残っていて細胞だけが消えているというのは，私でも多分，見たらわかると思いますが。

小阪 赤く染まるレビー小体がはっきりしているものばかりが確かに目立ちます。だけど，よく見ると ghost Lewy body やその前の段階の像も結構あります。それらを見逃しているのです。

池田 よく見ないといけない。

小阪 イェリンガー教授ですら，「われわれが見るのはみんな大体 stage 2，3 ばかりだね」と。「ghost Lewy body というのがありますよ」と言ってもそれを見逃してます。

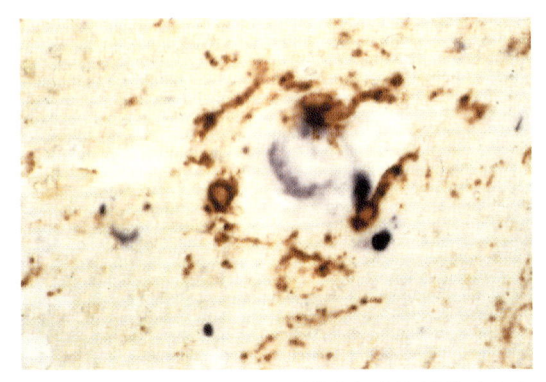

図 6-10　ghost Lewy body（紫色）を取り巻くミクログリア（茶色）（二重免疫染色）

池田　それは数が少ない。

小阪　比較的数は少ないが，よく見ると残っている。

　さらに図 6-10 は井関さんたちが 2000 年にやった仕事ですが，α-synuclein で染めた，消えつつある ghost Lewy body をミクログリアが取り巻いている[3)4)]。これは明らかでしょう。

池田　面白いですね。これらはもちろん立派な仕事で，ここまでやればわかりますが，さっきの普通の染色でそこがわかるというのは…。

小阪　それはだから，ずっとよく見て，形をきちっと整理していけばそういうふうになる。それしかない。

池田　よく見ろと言われても，みんな一流の人たちはよく見ているはずですが。

小阪　だけど，そういう目で見ていないのです。

池田　やはり，先生の頭の中でこれがさらに崩壊していく過程があるはずだと思って見られていたわけですね。

小阪　もちろんそうです。認知症をきたすためには神経細胞が当然障害されて消えていかないといけない。それを証明するためにはそういうのを見つけるしかないですから，そういう目で見た。そういう目で見ないと恐ら

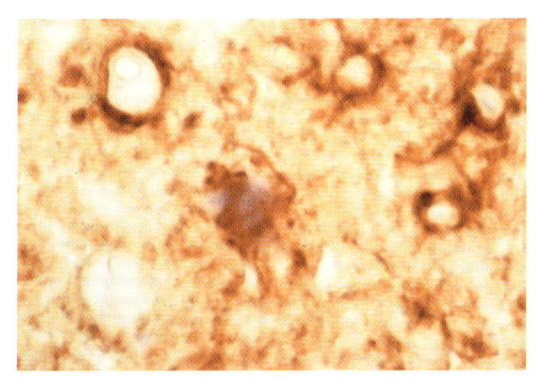

図 6-11　ghost Lewy body（わずかに紫色に染まっている）を巻き込むアストロサイト（茶色）（二重免疫染色）

く見逃してしまう。

池田　もし通常のレビー小体の免疫染色像だけがあったとしても，神経細胞脱落と結びつかないですね。

小阪　stage 2, 3 だから，結びつかない。そこですね。それが発展して最近の新しい免疫染色法で見ればちゃんとミクログリアが取り巻いてレビー小体をまさに食べようとしている像が見つかる。

　さらに進むと図 6-11 のようにアストロサイトがわずかに α-synuclein 陽性の消えつつあるレビー小体を取り巻いている。こういう像が見つかる。これも初めて今の方法によって証明された。

池田　でも，それは先生の仕事があればこそ結びつきますが。

小阪　もちろん。これだけ見ていても，そういう目で見ないと恐らくアストロサイトだけだと思ってしまう。よく見ればそこに α-synuclein に染まっている ghost Lewy body がある。だから，ここまで突きつければだれも納得せざるを得ないでしょう。イェリンガー教授ですら文句は言わない。

池田　やはりすごいのは HE 染色像（図 6-8）ですよ。

小阪　それで納得してもらえた。私はイギリスでの第 3 回国際ワーク

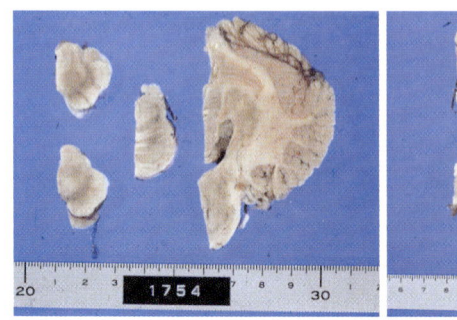

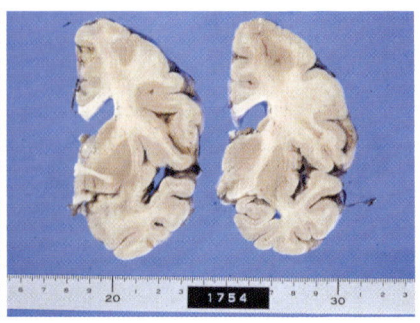

図 6-12　DLB 剖検脳の断面
左：脳幹・小脳，右：大脳半球

ショップのときにこのことを発表した。イェリンガー教授が見て，「われわれが見ているのは stage 2, 3 ばかり。そんなのはないよ」と否定しました。だけど，ちゃんとあります。見方の問題です。

　図 6-12 は DLB の典型例の肉眼所見です。認知症があるにもかかわらず大脳皮質に萎縮があまり目立たない。海馬もよく保たれている。だけど，脳幹のほうを見ると黒質，それから青斑核の色素が落ちてしまっている。肉眼で見るとまさにパーキンソン病と同じ所見です。アルツハイマー病変が加わると，もちろん大脳皮質の萎縮も違ってきます。

　ユビキチン（ubiquitin）染色で染めると，だれが見てもわかるようにレビー小体が染まっている（図 6-13）。α-synuclein 免疫染色で染めるとものすごいですよ。Lewy neurite がいっぱい見えるのです。

　α-synuclein を特異的に染めるわけです。例えば扁桃核では α-synuclein 陽性のものはいっぱいあるが，大脳皮質でもいっぱい出てきます。Lewy neurite もいっぱいある。図 6-14 は 2009 年の第 50 回神経病理学会の 50 周年記念講演で発表した最初の症例の α-synuclein の免疫染色の大脳皮質の所見です。これは 2010 年の Neuropathology に掲載されます[5]。これはもう Lewy pathology と考えざるを得なくなる。

　海馬領域の CA_2 領域にやはり Lewy neurite がたくさんあります（図 6-15）。そこにはレビー小体はあまりないが，Lewy neurite がたくさん出て

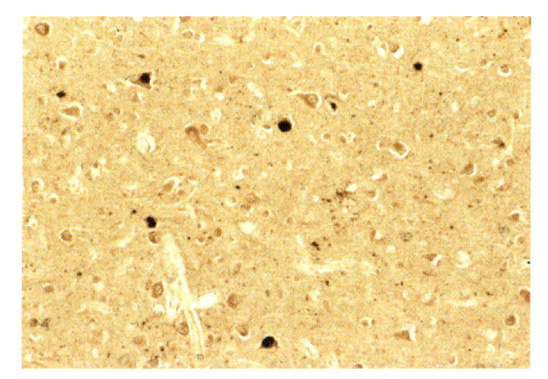

図6-13 大脳皮質のレビー小体（ユビキチン免疫染色）

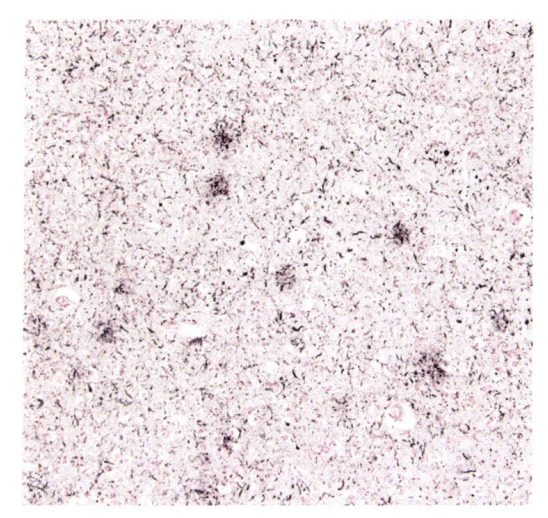

図6-14 第1例目（1976）の大脳皮質（表層の α-synuclein 免疫染色像）
Lewy neurite が無数に見える。

くる。これはユビキチン免疫染色でディクソン教授が最初に見つけたのですが，これも重要な発見です。これは CA_{2-3} 領域に限局してあります。

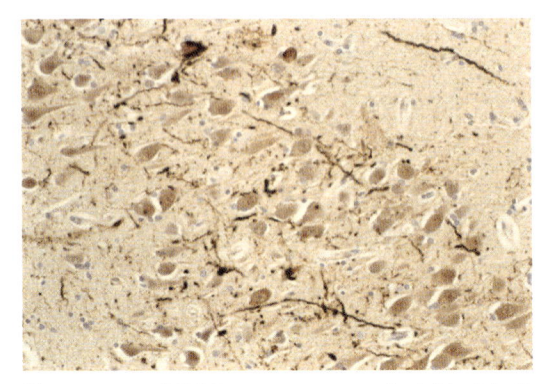

図 6-15 CA$_2$ 領域の Lewy neurites（ユビキチン免疫染色）

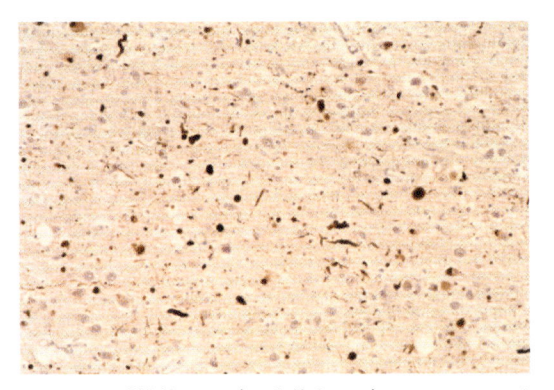

図 6-16 扁桃核のレビー小体とレビー・スフェロイド（α-synuclein 免疫染色）

図 6-16 は井関さんが見つけたものです。扁桃核の中心核を見ると，mesolimbic system で傍黒質核などからの投射線維がここに来るのですが，ここに α-synuclein 陽性の丸くなったスフェロイドがいっぱいある。だから，これは恐らく傍黒質核とか，中脳から来た線維がここで終わって，α-synuclein がたまっているのだという考え方を提唱した。これはまだ一般的には認められていませんが…。

岩坪威先生が 1996 年に大脳皮質のレビー小体をたくさん集めてきて，

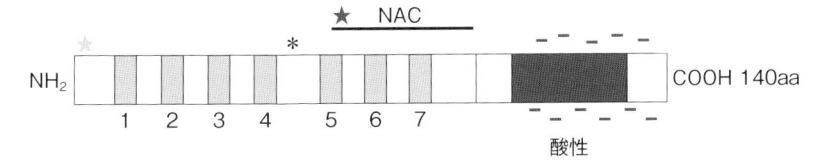

図 6-17　NACP の構造
NAC が α-synuclein に相当。

精製しました[6]。大脳皮質のレビー小体だけを純粋に精製することに成功しました。この論文も大事です。

α-synuclein 遺伝子異常の発見

小阪　もっと重要なのは 1997 年のポリメロポーロスらの初めて α-synuclein の遺伝子異常を見つけたという「Science」での報告です[7]。

　図 6-17 の NAC というところが α-synuclein です。サンディエゴで亡くなられた斉藤綱男教授が NACP というのを見つけてその中に NAC があると。このころは α-synuclein と言われていなかった。NAC というのは，non-amyloid component です。老人斑の中に non-amyloid component がある。NAC には前駆体があって，それが NACP という蛋白です。そのうちに NAC が実は α-synuclein と同じものだとわかった。まさに最初に見つけたのは斉藤さんたちです。斉藤さんとは一緒に DLB の研究をしようと話していたので，共同研究していればすごくいい仕事ができたのに残念だと思う。

池田　そうですね。斉藤先生は，兵庫脳研にも来てくださって，当時の最新のアルツハイマー病研究について話してくださいました。

小阪　老人斑の中に α-synuclein に染まるのがあるのです。アミロイドがあってその周辺には神経突起の変性があるから，当然それらが染まってくる。そういうことを彼らは見つけた。

　それでちょっと話は違いますが，欧米では純粋型の DLBD で若い症例

というのはほとんど報告がなかった。日本では多かったのですが，欧米ではなかった。ところが，遺伝子異常が見つかったもので剖検をしてみると，いくつか報告が出ました。それらの臨床診断は全部パーキンソン病またはPDDです。ところが病理診断をしたら，みんな純粋型のDLBDでした。しかも，年齢が若い人ばかりです。20歳，24歳，31歳，39歳，52歳発病，こういう若い人でパーキンソン病を示して，それから認知症が加わってきて，剖検をしたらDLBDでした。しかも純粋型ですよ。だから，彼らは見逃していた。これは家族例だからわかりやすいが，孤発性の症例だって当然あるはずで，そういうのを見逃していたということを強調するのですが，欧米の人は嫌な顔をするから，あまり欧米ではしゃべらない。確かに日本でも家族性のDLBDの純粋型があります。

家族性の症例

小阪 東名古屋病院の報告症例を紹介します。症例1は70歳の男性。症例2はこの症例の妹です。1例目は63歳で抑うつ状態で始まって，それからパーキンソン病の症状が出て入院した。認知症があって，パーキンソン症状もあるし，起立性低血圧もある。診断はシャイ・ドレーガー症候群。亡くなって剖検したら純粋型のDLBDだった。これは家族性で，その妹はパーキンソン症状で始まって，認知機能の障害が加わって，起立性低血圧，それから幻視，妄想が出てきた。

次は兵庫医大の1998年の報告症例です。症例1が剖検例で臨床的にはパーキンソン病と診断された。38歳で発病し，筋萎縮から始まったパーキンソン病でL-ドパがあまり効果がなかった。パーキンソン病の症状が進んできて認知症が出てきて，それから変動もあります。51歳で亡くなった。剖検でやはり純粋型のDLBDであった。症例2はその弟で31歳で発病してパーキンソン症状があって，L-ドパが一過性に有効だった。それで譫妄が出て，認知機能の変動，それから妄想，そして認知症が前景になった。その後どうなったかわかりませんが。こういう家族性の症例も報告されています。

α-synuclein の発見

小阪 そして重要なのは α-synuclein の発見です。これは先ほど挙げたように non-amyloid component（NAC）というのを，斉藤さんのところに留学していた上田君とマスリア（Masliah）教授が，1993 年にアルツハイマー病の中の second component として老人斑のアミロイドのところにあると報告した[8]。前駆物質は NACP で，NAC は α-synuclein と同じだということが，その後わかった。

その後 1997 年にフィラデルフィアグループのトロヤノフスキー（Trojanowski）教授のところのスピランチニー（Spillantini）がレビー小体の中に α-synuclein が中心的な役割を果たしているということを報告して，脳幹型も皮質型のレビー小体も染まってくるということがわかりました[9]。

扁桃核

小阪 図 6-18 のように DLBD ではレビー小体が扁桃核にたくさん出てきます。

井関さんの報告で，扁桃核はレビー小体の好発部位で非常によく出てきます[10]。これについては 1978 年に私も報告しています。どこに多いかというと，内側の扁桃核で，副基底核（accessory basal nucleus；AB）と基底核（basal nucleus；BN）です。扁桃核のどこにでも出てくるわけではなくて，出やすいところがあるということを井関さんが報告しています。

図 6-19 は扁桃核でのレビー小体の分布を示したものです。扁桃核の中で外側よりも内側に多い。経皮質領域（transcortical area；TA）にも出やすい。

池田 扁桃核のレビー小体と臨床症状との関係については，先生はどう考えられていたのですか。

小阪 やはり情動との問題が大きいから，不安とか，うつとか，そういうものはかなり関連があるとは思っていますが，詳しくはわかりません。

それからもう 1 つ，後から少しお話ししますが，幻視のような視覚認知

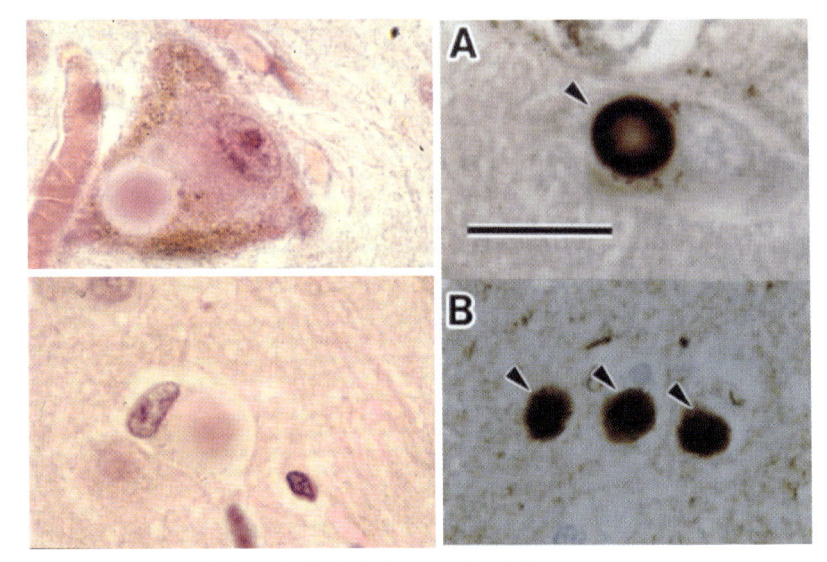

図6-18　脳幹型（上）と皮質型（下）のレビー小体
左：HE染色，右：α-synuclein免疫染色。

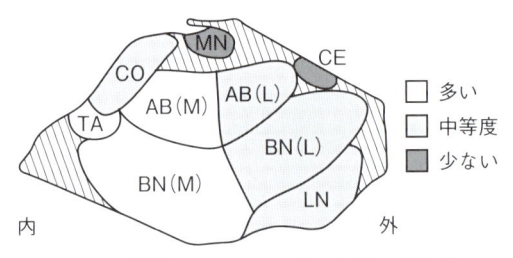

図6-19　扁桃核におけるレビー小体の分布[10]

障害と関連があるのではないか。中心核（central nucleus；CE）から視領野に行く線維が障害されているというようなところが，視覚認知の障害と間接的には何らかの関係があるのかなと考えます。

　図6-16（146頁）は中心核にたくさん出てくるレビー・スフェロイド（Lewy spheroid）です。これらの電顕像（図6-20）が示すように，これは神経突起の一種の変性です。

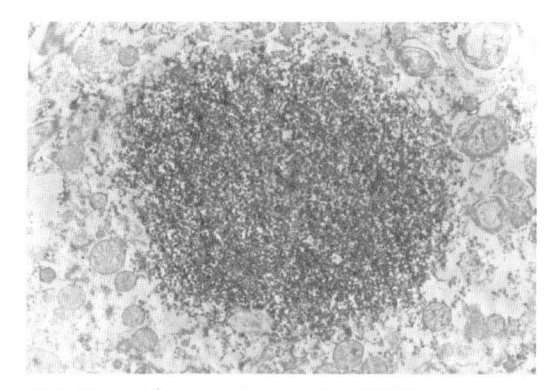

図6-20　レビー・スフェロイドの電顕像

海馬の病変

　海馬はアルツハイマー病とは違う意味で，DLBでもやはり重要な場所なので，われわれも井関さんを中心として1997年から連続して報告しています[11)-13)]。

　図6-21はミクログリアの免疫染色像で，黒く染まっている集簇部位があります[11)]。これが何かということです。

　図6-22は井関さんのシェーマです[11)]。内嗅皮質から線維が走っていて，多くは交差する。支脚（subiculum）で線維が横断して，そして内側の線維網を通ってCA_4に終わるという線維が普通です。これを貫通路（perforant pathway）といいます。perforantというのは神経細胞群を貫通して，そして内側の線維のところに行っているという意味です。これは終盤に終わるのですが，そこを貫通しない線維がある。これが非貫通路（non-perforant pathway）です。この部分が先ほどのミクログリア免疫染色で黒く染まっていたところです。

　図6-23で，左端の黒く染まっている部分（Aの矢印）が非貫通路です。こういう非貫通路があって，これがすべて嗅内野（entorhinal cortex）から出て，CA_2に終わる。CA_2に行くと神経細胞の前の線維にいっぱいα-

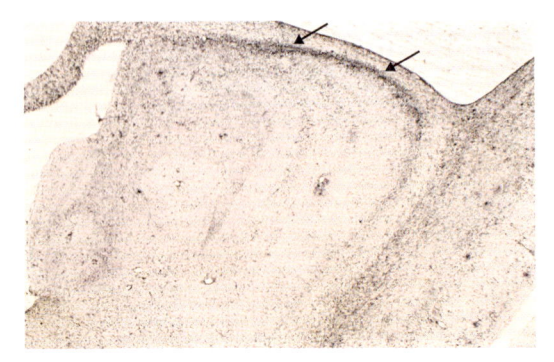

図6-21 DLBの海馬におけるミクログリア免疫染色[11]

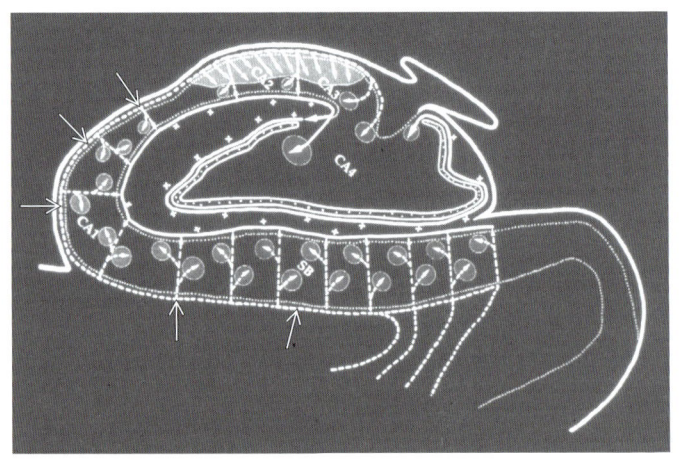

図6-22 DLBの海馬のシェーマ[11]
矢印は非貫通線維を示す。

synuclein陽性のneuriteがある。だから，pre-synapticな線維です。何でLewy neuriteがたくさん出るのかというと，そういうことで説明できるということで，これも新しい発見です。そういう非貫通路の存在が重要だということを示しました。

　もう1つは，ちょっと専門的なので詳しくは申しませんが，**図6-24B**はAT8という神経原線維変化を染めるタウ免疫染色です。DLBでも先ほど

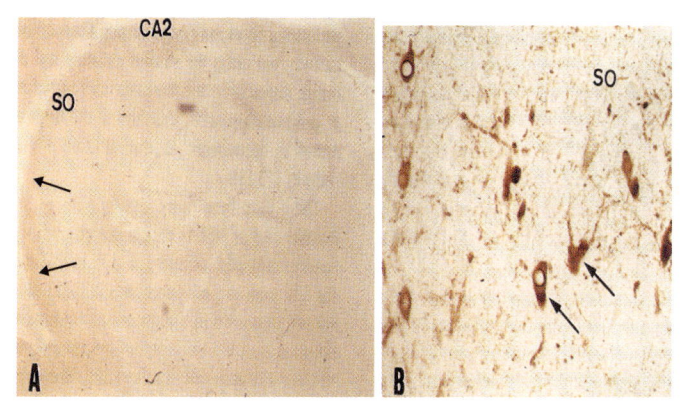

図 6-23 非貫通路 non-perforant pathway から CA₂ へ至る線維
（α-synuclein 免疫染色）

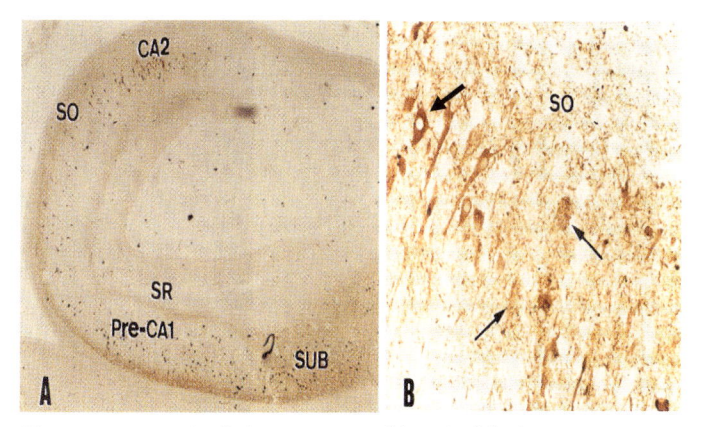

図 6-24 CA₂ における pretangles（太い矢印）と ghost tangles
（細い矢印）（AT8 免疫染色）

言ったように，神経原線維変化が出てくる。この CA₂ を見ると，神経細胞の中に AT8 で染まる，tangle まで行かない，pretangle が見える。

そしてもっと進むと，神経原線維変化になり，ghost tangle も出てくる。こういう過程が DLB でもあります。

α-synuclein の免疫染色を見ると，図 6-25 のように CA₂ にいっぱい α-

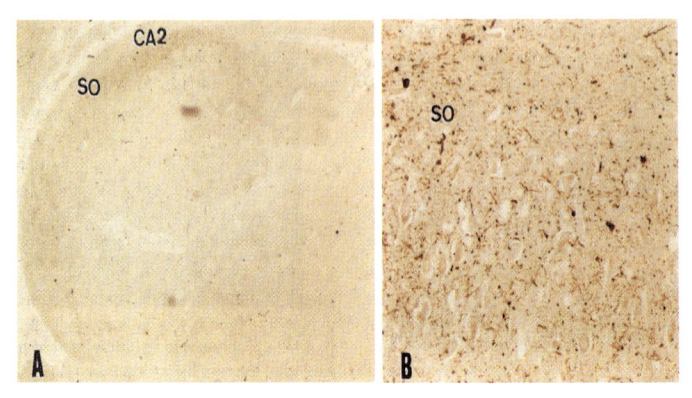

図 6-25　CA₂ における Lewy neurites（α-synuclein 免疫染色）

synuclein 陽性の神経突起がある。α-synuclein とタウとの関連は何か意味があるのではないか，ということで調べたわけです。

　実は神経原線維変化を持っている神経細胞の中にレビー小体が一緒に共存することはほとんどないと今まではいわれていた。

池田　少ないといわれていましたね。

小阪　朝長先生が「青斑核である」というのを論文報告したぐらいでした。ところが DLB ではいっぱいあります。その前に視覚認知障害を病理学的にはどういうふうに説明できるか，というのをちょっと紹介します。

視領野の病変

小阪　次にお話しするのは井関さんが順大に移ってから，山本涼子さんとやった仕事です[14]。DLB 視覚領域，視覚路で Lewy pathology はどうなっているかを調べたものです。よく言われていることは，視領野にはレビー小体が出てこないのに，何で幻視が出るのかということ。

池田　困りました，論文で考察するときに。

小阪　そうですね。

　これは大事なことで，α-synuclein で染めて見ているのですが，レビー

表 6-2　一次視覚野と二次視覚野における Lewy pathology の程度

| | BA 17 | BA 18 | BA 19 | T$_3$ | 扁桃核 | | 黒質 |
					基底部	外側部	
LB score	1	2	2.3	2.9	3.7	3.2	2.4

小体のスコアを 0，1，2，3，4 と，段階づけをした（表 6-2）。そうすると，BA（Brodmann area）17 には少ないが，18，19 の視領野を取り囲む部分，二次視覚野に多い。

池田　一次視覚野の 17 野よりも，二次視覚野のほうが多いのですね。

小阪　それから T$_3$（第 3 側頭回），扁桃核ではもっと多い。ここでは基底部も外側部も。それから黒質では当然多い。だから，二次視覚野がより多い Lewy pathology を示す。つまり一次視覚野よりも二次視覚野のほうに問題がある。それはどういうことを示唆するかというと，二次視覚路の変性があって，その結果，形態とか色彩という視覚に問題があって，その認知の障害を引き起こしているのではないかということを示唆するのです。

　扁桃核ではより Lewy pathology が起こりやすいし，神経細胞の脱落も起こりやすい。一次視覚野や二次視覚野よりも扁桃核のほうがより強い Lewy pathology を示します。このことは，扁桃核の変性で視覚過程 visual processing の調整がうまくいかなくなっているということを示唆しているのではないか。だから，扁桃核の視覚路に対する影響というのもあるのではないかということです。

池田　山本さんの論文は 2006 年の論文ですね。私が愛媛で最後に大学院生の森崇明君とした仕事[15]が「Neurology」に載った頃ですね。幻視が出ている DLB の人だけにドネペジルを投与して，その前に SPECT を撮っておいて，3 か月治療して幻視が減った段階でもう 1 回 SPECT を撮るとどうなるか。まさに二次視覚野の血流が回復しているという論文を出しました。それは，短い論文ですが，一番苦労したのは考察です。何でレビー変性が視覚野にないのにそうなるのか。この山本さんの論文はまだ出ていなかったと思います。今の説明を聞いてよくわかりました。

今私はまだ DLB と言えないような幻視と妄想だけが出ているとても興味深い患者さんを診ています。その人は奥さんの顔が時々わからなくなる。その奥さんは幻視の訴えがあまりに続くと患者さんを怒って2階に行くらしい。しばらくほとぼりをさまして降りてくると，「さっき来ていた男の人はどうなった？」と奥さんに聞くらしい。奥さんが怒った時だけそこにいるのが男に見える。普段は「あんたと似たような女の人が3人も4人もおった」と言うのです。それはまさに emotional なものが幻視の内容に影響していると考えられます。先生の扁桃核が幻視にかなり影響している，というご説明に当てはまるのだろうと思います。

小阪 なるほど。それはおもしろいね。

池田 現時点では，ほとんど認知症はないです。自分でも全部振り返って説明することができます。

小阪 そういうのは面白いですね。いずれにしてもこの論文は初めてのデータなので重要だと思います。

レビー小体病の概念

小阪 2006年に第4回国際ワークショップを横浜でやった時，パーキンソン病，PDD，DLB を含めた総称としてレビー小体病（Lewy body disease）という言葉を使うべきだということを改めて強調しました。その前の第3回で，こういう私の考え方を取り入れてくれた。その時に臨床的な分類としては Parkinson variant（LBD-P）と dementia variant（LBD-D）という2つがあるというとらえ方をしてはどうかと提案しました。そうすれば Lewy body disease という名称が使われていくのではないかと思ったんです。

　病理学的には diffuse type と cerebral type，さらに transitional（または limbic）type，brain stem type がある。これは従来の Lewy body disease の私のタイプ分けです。そして大事なことは pure form もあるし，common form もあるが，アルツハイマー病の合併と思われるような AD form というのを新たにつくったほうがよいということも話した．これが第4回の国際ワークショップの時の私の特別講演の結論です．ここでもはっきり"one-year rule"というのは取り払うべきだということも指摘しています．この考えはまだ十分受け入れられているとは言えません．

池田 まだですか．

小阪 はい．これは多系統萎縮症（multiple system atrophy；MSA）がパーキンソン主体の MSA-P と小脳症状中心の MSA-C の総称であるように，LBD-P と LBD-D というふうに言ったのですが，あまり受け入れてくれていない．

それから臨床診断基準というのは，神経病理学的な分類に基づいて考えられるべきだということを強調した．私自身はもっと正確な臨床診断基準が全体で議論されるべきだということをその時にお話をした．最後の日に全体のディスカッションがあって，その時の提案としてこういうことを言いました．

DLB のアルツハイマー病変

小阪 さてここで，DLB ではしばしばアルツハイマー病変が起こってきますということをお話しします．

アミロイド β（Aβ）で染めると図 6-26 のように染まる．ディクソン教授が最初に言ったのですが，DLB の老人斑というのは，アルツハイマー病に出てくるのと違って，神経突起変性のないびまん性老人斑（diffuse plaque）が圧倒的に多い．だから，それがあるからといってアルツハイマー病と診断しないほうがよいということを彼が強調しました．DLB ではこういう diffuse plaque をきたすものが多い．神経原線維変化もある．図 6-27 のように海馬から海馬傍回を中心に起こるものもあれば，大脳皮質まで起こってくるものもある．

2000 年に，井関さんがレビー小体と神経原線維変化を免疫染色によって区別する方法を提案しました．レビー小体は α-synuclein で陽性，ユビ

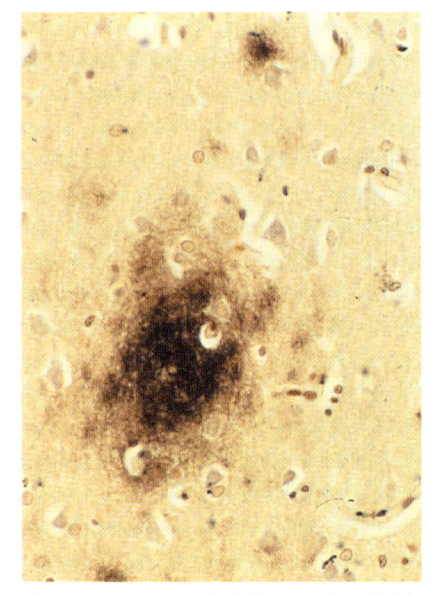

図 6-26　びまん性老人斑（Aβ 免疫染色）

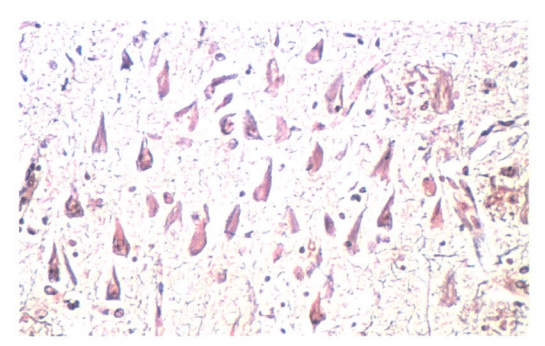

図 6-27　海馬における神経原線維変化（銀染色）

キチンにも陽性だが，タウには陰性です。神経原線維変化は α-synuclein 陰性でユビキチンには陽性でタウに陽性です。だから，免疫染色で二重染色をやれば両者が区別できるということです。

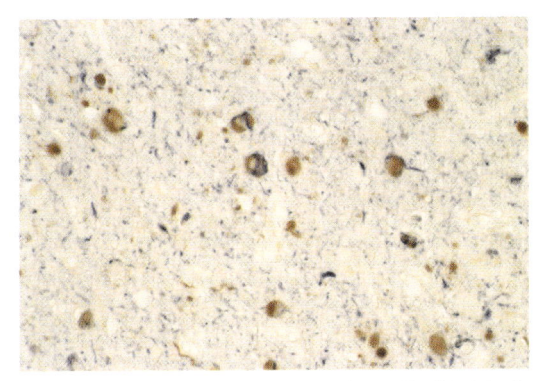

図6-28 α-synuclein陽性のレビー小体（青色）とタウ陽性の神経原線維変化（茶色）の共存

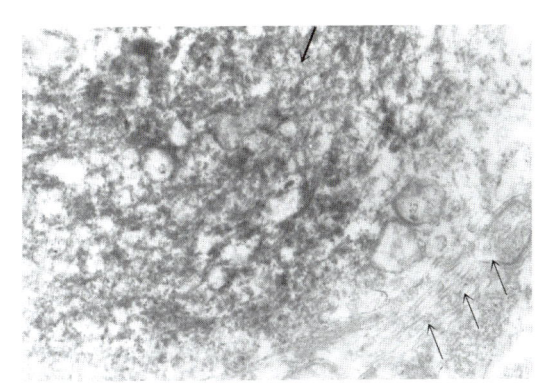

図6-29 レビー小体（太い矢印）と神経原線維変化（細い矢印）の共存の電顕像

　図6-28のように，青く染まっているのがレビー小体，α-synucleinで染めたもの。茶色がタウで染めた神経原線維変化です。そうするとタウで染まっただけのものもあるのですが，両方一緒に染まっている神経細胞が意外とあります。これもまた新しい発見です。
　図6-29のように電顕で見ても確かめられます。レビー小体のそばに明らかに神経原線維変化があります。いろいろな像があります。神経原線維変化が主体でレビー小体が少ないところもある。

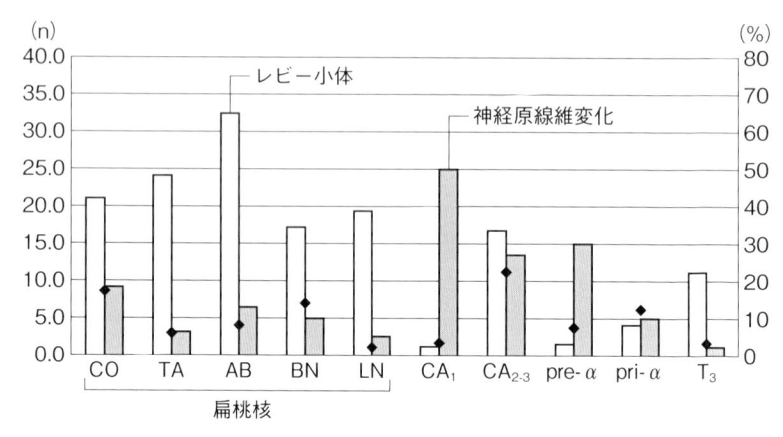

図 6-30 レビー小体と神経原線維変化の共存する神経細胞数の部位差

これをまとめたのが図 6-30 です．扁桃核の各部位と，海馬領域の CA_1, CA_{2-3}, それから海馬傍回の pre-α, pri-α, それから第 3 側頭回を見ました．白い棒がレビー小体，黒い棒が神経原線維変化です．ご承知のように CA_1 には圧倒的に神経原線維変化が多い．神経原線維変化がたくさん目立つところでも α-synuclein を一緒に持った神経細胞もある．◆が両方を一緒に持った神経細胞です．つまりタウ陽性の神経原線維変化と α-synuclein 陽性のレビー小体の両方を持っている 1 つの神経細胞です．ここで見られるように，扁桃核では 1 つの神経細胞に両方の要素を持ったものがかなり多い．海馬領域でも CA_{2-3} にはかなりある．だから辺縁系では，神経原線維変化とレビー小体の共存というのは結構あるということを報告した．これまでは神経原線維変化とレビー小体が一緒に神経細胞に出るというのはまれだといわれたが，よく見るとこれだけあるということを示した論文です．

われわれはどう考えるかと言いますと，DLB の場合は一次的に α-synuclein がたまってきて，二次的にタウが陽性になってくる．アルツハイマー病の場合は一次的にはタウ陽性の神経原線維変化がまず出てきて，そして二次的に α-synuclein がたまってくる，という考え方をします（図 6-31）．

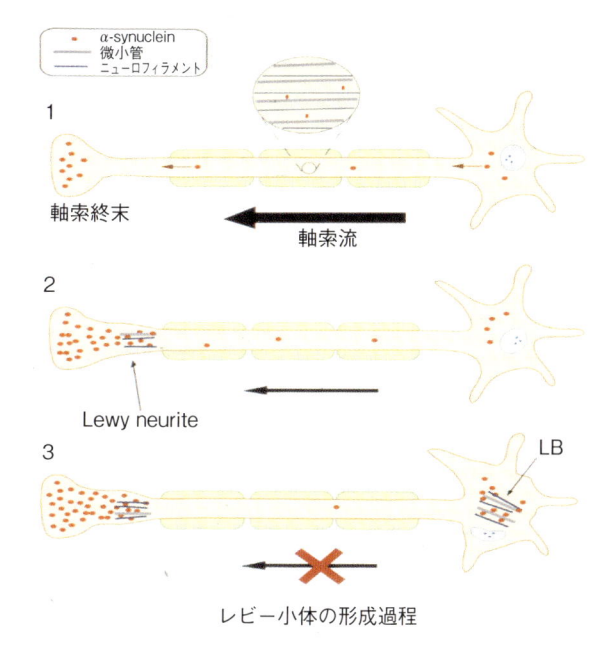

図 6-31　α-synuclein の蓄積の仕方

　神経細胞の中で α-synuclein はもともと presynapse の領域に多い。胞体でつくられて軸索流によって presynapse にたまる。これが何らかの機序で線維化されて Lewy neurite になっていきます。もちろん神経細胞の胞体の中にも α-synuclein が線維化されてレビー小体になる。両方のものがある。ところが，神経原線維がたくさんできてしまって，軸索流が障害されると，二次的に α-synuclein がたまることがあってもいいのではないかという発想です。だから，アルツハイマー病で海馬領域とか扁桃核とか，辺縁系に α-synuclein 陽性の封入体がしばしば神経細胞に見つかるが，それをすぐレビー小体と言ってはいけません。それは二次的な α-synuclein の凝集であって，一次的なものとは区別すべきだというのがわれわれの考え方です。その考え方がまだ十分受け入れられているわけでは

ないが，そういう考え方を主張しています．それを証明するのはなかなか難しいので，今後の課題だと思います．

池田　いずれにしても，タウと α-synuclein の変化というのは割と近いということですか．

小阪　そうですね．両方とも軸索流に影響していますから．

アミロイド仮説

池田　もう1つよく言われるのは，DLB の脳病変で老人斑は多いが，神経原線維変化は比較的少ない．もしかしたら老人斑というか，アミロイドが両方に共通の最初のきっかけで，流れによってはレビーのほうに行くし，流れによってはタウがたまっていって，DLB かアルツハイマー病に分かれていく．それで両方共存していてもいいだろうという考え方もありますよね．

小阪　あります．それがアミロイド仮説です．

池田　先生はそれに関してはどう思われていますか．

小阪　もともと私はアミロイド仮説に反対です．

池田　そこが聞きたいです．

小阪　アミロイドが出てきて，そして神経原線維変化が出てきて神経細胞が脱落する．このアミロイドカスケード仮説を主張する人たちはそれなりに説明をするが，私がよく言っている石灰沈着を伴うびまん性神経原線維変化病（DNTC）とか，辺縁系神経原線維変化性認知症（LNTD）のようにタウしか出てこないもの，FTDP-17 のように遺伝子異常でタウしか出てこないものをどう説明するのかと言うと，「いや，それは機序が違うのだ」と彼らは言う．アルツハイマー病で見ていると，アミロイドがたくさん出てくる部位とタウがたくさん出てくる部位というのは違いますね．それを見るだけでもわかるではないですか．アミロイドが主体でそれからタウが出てくるのだったら，アミロイドがたくさん出てくる部位に最初にタウ陽性の神経原線維が出てきてもいいはず．だけど，そうではない．

池田　私たちのような臨床家が質問すると，きっかけがアミロイドで，確かにその後タウが別のところにできてきて，タウのほうが臨床的な重症度と相関するのだという説明を必ずされますね。だけど，そこにまだアミロイドが先だという直接の証拠はないですね。

小阪　何もない。分布を見るだけでわかるではないですか。確かに，びまん性老人斑みたいに，アミロイドだけは大脳皮質にたくさんあるが，タウは海馬領域だけにしかない場合にはアルツハイマー病と診断できない。

池田　今，ワクチンをはじめとして多くのものがアミロイドに向いていますね。

小阪　向いています。だけど，そんな簡単には…。

池田　そう簡単ではないということですね。そういう証拠が最近，ぼちぼち出てきています。わかりました。もう1つは，もしそのアミロイド仮説が合っているのであれば，アミロイドはレビー小体のもっと上流ですからAβワクチンでDLBも治ってくるという希望も臨床家としてあったのですが。アミロイドが中心であればです。多分それは甘いですね。

小阪　甘い。純粋型を見てください。

池田　それもお聞きしようと思ったのですが。

小阪　純粋型ではアミロイドはないです。時に，少数の神経原線維変化はありますが。そんなのはそれではどう説明しますかね。

池田　よくわかりました。

小阪　DNTCやLNTDでは神経原線維変化がいっぱい出るのに全然アミロイドは出てこない。それはどう説明するのですか。彼らは説明するが，納得できない。

池田　私もよくわからない。

小阪　それで認知症が起こるのですからね。確かにDLBの場合にディクソン教授が言うように，びまん性老人斑がたくさん出ることもある。だけど，神経原線維変化は少ない。一方，レビー小体はいっぱいある。そういう症例は少なからずある。ただ，明らかにわれわれが言っているAD型というのは，神経原線維変化とともに原始老人斑とか，定型老人斑が大脳

皮質にいっぱいあるものを言います。アミロイドだけがたくさんあるものは AD 型とは言わない。そこを区別しないといけない。進んでくれば当然典型的な老人斑が出てきますからね。私はそういう説明をしていますが，なかなかそこまでは納得してくれない。全体はアミロイドカスケード仮説ですからね。Aβ ワクチンが出てきていますね。それは一応期待がある。夢もある。

池田 やってみる価値はもちろんある。

小阪 価値はある。だけど，それが出てきたからといってアルツハイマー病が解決するとはいえない，そんな甘いものではない。

池田 DLB ももちろん解決しない。

小阪 もちろん。ただ，あまりそう言うと，夢を壊すから言わないけど。

池田 あの説を受け入れるのであれば DLB の治療も Aβ ワクチンでできるということですね。

小阪 受け入れればね。だけど，そんなに甘くはないというのが私の考えです。

経内嗅皮質の海綿状態

小阪 それから次も井関さんの仕事です[16]。新皮質とそれから海馬傍回に行く途中の経内嗅皮質（transentorhinal cortex）の部分に海綿状態が出ます。これも DLB の神経病理に特徴的で，HE だけしかない時にレビー小体を見つけるには，例えば脳幹にレビー小体があったら，大脳皮質にもあるかと思って見るのですが，経内嗅皮質に限局して海綿状態があった場合には，レビー小体がある可能性が高い。そう思って大脳皮質深層のレビー小体を探すと見つかります。それぐらい特異的な変化で，これはアメリカのハンセンが最初に見つけたものです。海綿状態とユビキチン陽性の構造と，DLB の場合にどういう問題があるかというのを見たのが井関さんの論文です。

　両者は非常に密接な関連がある。海綿状の変化というのはおもに経内嗅

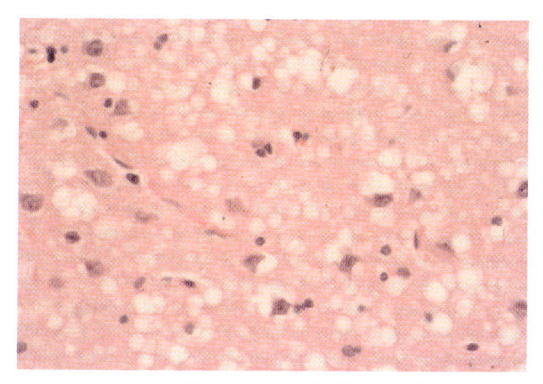

図6-32　DLBの経内嗅皮質の海綿状態（HE染色）

皮質の第2層，第3層に起こってきます。そこで，海綿状態の1つの空胞（vacuole）を見ると，大型の錐体細胞の軸索終末の変性によって起こってくるということを証明した。これは1997年「Neurological Science」に載りました。

図6-32が海綿状態。ハンセンはこの海綿状態を見てクロイツフェルト・ヤコブ病との関連を論じていますが全然違います。ここだけを見るとクロイツフェルト・ヤコブ病の海綿状態と一緒ですが，DLBではここだけに限局しています。これをユビキチン染色で調べると，神経突起の変性と結びついてくる。ユビキチン陽性の突起が膨化してくる。一方，アストロサイトの膨化もあり，両者の間に密接な関連があるということを指摘したのです。

トランスジェニックマウスによる実験

小阪　先ほど少し紹介したマスリア教授，彼はサンディエゴの斉藤さんと一緒にいた人で，メキシコ人です。彼は今，α-synucleinのトランスジェニックマウスを使って実験すると，ちょうどパーキンソン病のような症状が出てきて，ドパミン系の障害があり，さらに特有な封入体が見つかりま

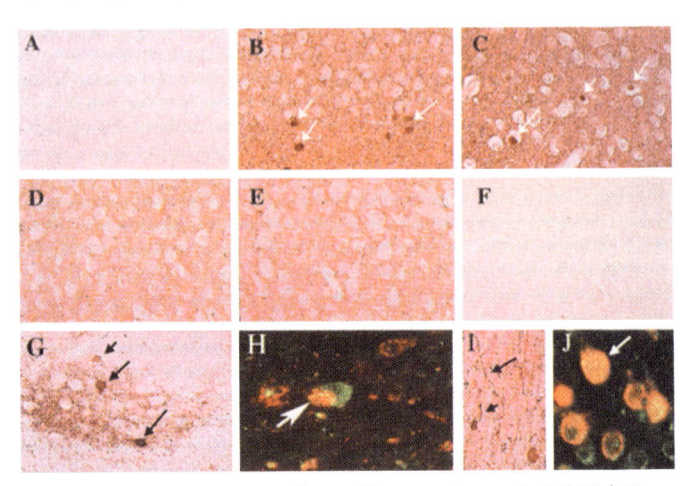

図 6-33　α-synuclein のトランスジェニック・マウスの脳内の α-synuclein 陽性小体[17]

　す，というのを 2000 年の Science に出しています[17]。
　図 6-33 がその像です。神経細胞の中に α-synuclein 陽性の封入体が出てくる。動物でレビー小体があるというのはまったく知られていない。だから，これは動物で初めてつくられたレビー小体ということになります。私も非常に注目した。
池田　霊長類には出ていないのですか。
小阪　レビー小体はまったく出ないです。神経原線維変化も出ないと言われたが，これは動物ではクマには出るらしいです。トランスジェニックマウスを使うと出てくるが，自然な動物では神経原線維変化もあまり出てこない。ヒト以外ではレビー小体はまったく知られていません。マスリア教授の研究ではそれが出てきたということで非常に注目したのですが…。ところが図 6-34 のように電顕で見ると違います。確かに α-synuclein は染まっていますが，核の中に出ているのです。これはレビー小体とは違う。形も違う。そういうことでちょっとがっかりしました。でも，動物モデルにはなるのではないかと私は期待しています。

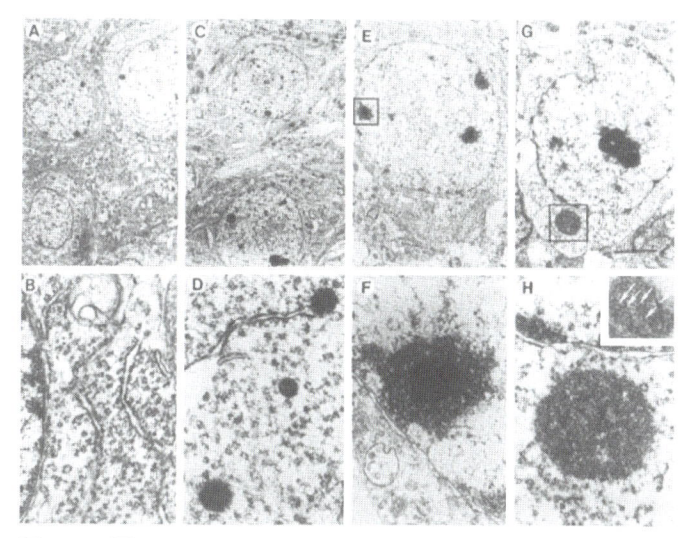

図 6-34　図 6-33 の α-synuclein 陽性小体の電顕像

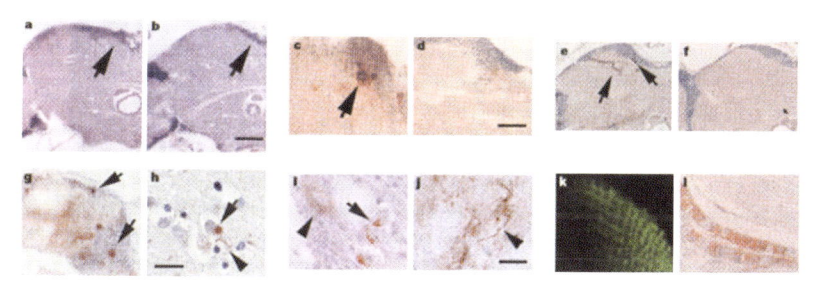

図 6-35　α-synuclein トランスジェニック・ショウジョウバエの脳内の α-synuclein 陽性小体

　ところが，そのころにフェニー（Feany）たちがショウジョウバエを使って，パーキンソン病のモデルという形でトランスジェニックなハエをつくった[18]。そうすると，やはり運動障害が出てきて，そして図 6-35 のように α-synuclein 陽性の封入体が出てきた。
　この電顕（図 6-36）を見ると，胞体の中にレビー小体のようなものが出

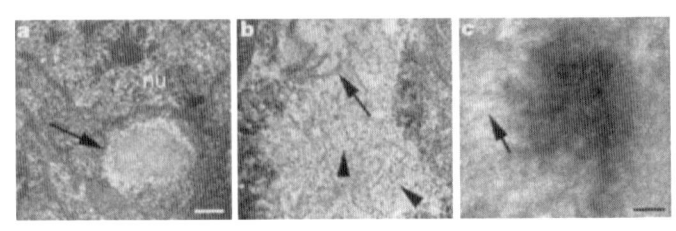

図 6-36　図 6-35 の電顕像

てきている．これのほうが重要です．ところが，岩坪さんがこの標本を見せてもらって見たらレビー小体とは違うということを教えてくれました．しかし，これらは，パーキンソン病や DLB のようなレビー小体病の動物モデルとして非常に重要なものです．例えばパーキンソン病のモデルとして騒がれた脳を見たらパーキンソン病だったという薬剤があります．それがパーキンソン病の一番いい動物モデルだと言われてさかんに研究された．それよりも α-synuclein のトランスジェニック・アニマルは，はるかにいい動物モデルになると思います．これでは大脳皮質にも出てるので，レビー小体病の動物モデルとしては一番いいのではないかということを，2009 年のカッセルの国際会議で私は強調してきました．マスリア教授もいたので，彼に敬意を表して，こういうのを今後の動物モデルとして追究していけば治療薬とか，バイオマーカーの発展に寄与するのではないかという話をしたのです．

　マスリア教授は α-synuclein のワクチン療法を考えて，2 年前にリッパ (Lippa) 教授が主催したワシントンでの DLB・PDD ワーキンググループの国際会議でそれを発表しました．しかしトロヤノウスキー (Trojanowski) 教授たちはあまり信用していなかった．確かにその後あまり進展していないですが，発想としてはいい．α-synuclein に対する治療という意味では非常に意味があることで，もしうまくいけば非常に大事だと思っています．DLB の根本的な治療法としては今は何もないので，そういう意味では α-synuclein を焦点に絞っていくという方法は，今後期待はできるかな．トランスジェニックマウスを使って，α-synuclein の凝集を軽快さ

せるというようなことができればいいと期待しているところです。
　アメリカでもDLBのバイオマーカーのシンポジウムを近々やる予定ですが，そこでもやはりα-synucleinが焦点になる。第4回のDLB・PDD国際ワークショップの時も今回のカッセルでの国際会議でもα-synucleinを髄液で調べる試みをやっていた。それから血中のα-synucleinを調べようということも，実際にやられつつある。まだいいデータは出ていないですが…。うまくいけば本当にすばらしいですね。

池田　そうですね．臨床での応用が見えてきますね．

小阪　バイオマーカーが見つかり，治療法としてα-synucleinに対する何らかの手段ができれば，もっと進歩するかなということで非常に期待しています．それが国際的な動向になります．

病理と臨床からわかる疾患のspectrum

池田　最後に病態のところで聞くべきだったかもしれないですが，先生が提唱されたレビー小体病の意義の1つはspectrumで見ていく重要性を示した点にあると思います．一方にはパーキンソン病という代表的なものがあって，他方にはアルツハイマー病というもう1つの代表的なものがあって，きちんと病理と臨床を見ることによって一連につながっている．アルツハイマー病とどのぐらいつながっているかどうかは別にしても，パーキンソン病と皮質性の認知症が完全につながるという見方がやはりブレークスルーだったと思います．神経内科の先生方には非常に大事な病気であるALSでもほとんど認知症がないと言われていたけど，三山吉夫先生は前頭葉タイプの認知症で運動ニューロンの病変があるというのを小阪先生と同じ時期に言われていて，最近になってやっとALSで長く生きる患者さんに認知症が出てくると言われ始めました．特にそれはマンチェスターのグループの功績だと思いますが，FTDの概念を最初に報告した時に，運動ニューロン病（motor neuron disease；MND）型を入れたというのは，今から思えば慧眼だと思います．前頭葉型の認知症と言ってもピック病と

は全然萎縮の強さは違うのですが，ちゃんとFTDのsubtypeに入れていて，それがずっとつながっています。もちろん新井哲明先生たちの分子生物学的な知見も出てきて，ユビキチンが陽性で，タウが陰性で，TDP43陽性の小体というのが意味性認知症（semantic dementia）やこのFTDのMND型，そしてALSにも出現していることが明らかになってきました。それはまさに小阪先生が最初にレビー小体病でお示しになったような考え方をすれば当然あり得ることです。これからもう一度そういう考え方で見ていくと，アルツハイマー病とかFTDとかも，いろんなことがわかってくるし，もしかしたら様々な認知症で共通の治療法が出てくるのではないかなとも思うのですが。

小阪 ALSDというふうに欧米で言っているでしょう。それは日本ではやめるべきだと私は思います。

池田 そうですね。

小阪 せっかく三山先生がpresenile dementia with motor neuron diseaseという概念をつくっているわけだから，日本では少なくともそれを主張するべきであって，ALSDという言葉を使うべきではないと思います。ところが，日本人はやはりALSDです。

池田 私も何人かの神経内科の教授に同じ質問をしてみたのですが，「もちろん三山病は認める。FTDで前頭葉の認知症が出てきて，MNDがある，それはある。だけど，ALSで出てくる認知症は軽いんだよね」と言って，「全然違うから，やはりあれは別にALSで認知症を伴っているというふうに言ってほしいのだけど」と言われる。PDDと一緒ですね。やはりALSというのが大前提にあって…。

小阪 病理像をもっと見ていかないといけないですね。病理像を見たらつながっていくのですね。だから，あまり病理を知らない人はまったく別と考える。ALSばかり見ていれば，確かに認知症は最後に出てこなきゃいけない。三山先生のは認知症が主体でMNDが加わってくるから，やはりタイプが違う。こっちはALS，こっちは認知症，そうすると私が言うのと同じように，両者は実は同じspectrumと考えていけばいいのだが。

池田　そこが臨床病理の醍醐味というか，臨床だけを見ていると，それは別々でいいと思います。表現型は全然別です。だけど，根本的な病態解明とか，治療を考えるのであれば，あれは一連のものとして考えないといけない。せっかく見つかったのだから，一連のものとして考えないと，少ない情報で，偏ったことを考えがちになると思います。

小阪　そうですね。確かにあの病気では，三山先生も前頭葉の萎縮をそんなに強調していなかった。

池田　マンチェスターグループが最初に指摘した。

小阪　そうです。そういう意味では。ルンド，マンチェスターグループのMND型でも前頭葉萎縮は軽いです。前頭葉変性型も日本ではまだ出ていない。

池田　先生と議論しましたね。

小阪　そうそう。イギリスなどに多い前頭葉型というのは，前頭葉だけに萎縮が出てきて，しかも萎縮はそんなに強くないけど認知症が起こってくる。ああいうのを見ているから恐らく，MND型という形で出せたのだと思います。日本ではあんなタイプはないから…。

池田　それで愛媛から臨床例を出したのです[19]。そんなものは日本では報告がないと，先生からは随分いろいろ質問されたのですが，でも後に先生も『精神医学』に報告して下さいました[20]。連続例で見ているとやはり，そう言わざるを得ない人がいる。

小阪　あります。臨床例で frontal atrophy だけがあり，それはピック病ほど強くないが，確かに前頭葉の萎縮があって認知症がある例がある。

池田　そういうのがあったから多分，マンチェスターのグループはあの分類に入れたのですね。でも，そうはいってもそれは1980年代の後半ですから，そういう spectrum という考え方をされたのは小阪先生のレビー小体病がずば抜けて早いと私は思います。

小阪　そう言ってくれる人が多いといいのですが（笑）。

池田　やはり臨床側から見るとその考え方というのはある意味では革命的な考え方ではないでしょうか。

小阪　最近はわかってきた。

池田　とても大きな意味があるし，これからまたそういう目で見ていくと，いろんな病気がもしかしたらつながってくる可能性があると思います。

小阪　確かにね。DLBなんてまさに認知症の一番多いアルツハイマー病と神経疾患で一番多いパーキンソン病が一緒に起こっているわけだから，これは本当はすごいことですよ。

池田　すごいことですね。

小阪　だから，その辺は大事なことですね。

池田　ALSのほうも，意味性認知症にも近いです。

小阪　そうですね。

池田　分子生物学的にはほぼ一緒かもしれません。ユビキチン陽性，タウ陰性の小体がでてくる。

小阪　われわれが非定型ピック病と言っているのが，それです。『トーク認知症』の中で田邉さんが言ったように，側頭葉優位型のものですね。あれは病理を見ると非定型ピック病に相当します。

池田　田邉先生と私は2人で確信していました。側頭葉優位型，つまり意味性認知症は臨床像が均質なので，神経病理も均質なものに違いないと。FTDは臨床像も多様なので，神経病理もいろいろ分かれると思う。

小阪　そうそう。

池田　そうしたらごく最近それがわかってきたのですが，予想外だったのはそれとMNDとかALSがつながってきているということです。

小阪　それは池田研二さんの仕事にあります[21]。われわれが非定型ピック病といっているものは，錐体路変性の強い症例が多いのです。そういう症例を私は『精神医学』に報告したことがあるのですが[22]，やはりピック病の中で錐体路病変が目立つのがある。だけど，臨床的には錐体路病変はあまり目立たない。末期になってその病変が起こるから。

池田　私もそれを読んでいましたが，臨床では症状をつかまえることができませんでした。最近は意味性認知症の人でも必ず運動ニューロンの症状

を注意して見ています。横田修先生が報告した症例で，私は，臨床症状についていろいろ相談を受けていたのですが，「これは意味性認知症に間違いないと思う」と言っていたところ，病理は意味性認知症と運動ニューロンの病変を有していました[23]。熊本でも，橋本衛君が意味性認知症で運動ニューロンの徴候も出ている人を1例見つけました。

小阪 あっていい。

池田 やはりその目で診たら多分あったはずで，今まで意味性認知症では，田邉先生も私も運動ニューロンの検索をあまりしていなかったので，多分，見逃していた。

小阪 あれだけ強い錐体路病変があるのに，何で臨床で出ないのだろう。私は終末期で寝たきりになってしまっているからもうわからないのだと解釈していたが，早い時期にそういうのが出てくる可能性はあるね。

池田 出ても不思議はない。

小阪 それは当然あり得ると思う。

池田 そういうのは，レビー小体病の考え方から演繹していくとつながってきます。だけど，その発想がだれもできていなくて，小阪先生がただお一人レビー小体病の spectrum を考えないといけないというのを 1980 年頃からずっと言われていたのが，本当にすごいと思います。

小阪 ありがとうございます。お褒めをいただいてありがとうございます。まだまだいろいろ話したいことがありますが，この辺で終わりたいと思います。

■文献

1) Kosaka K：Lewy bodies in cerebral cortex；report of three cases. Acta Neuropatholog 42：127-134, 1978
2) Katsuse O, Iseki E, Marui W, et al：Developmental stages of cortical Lewy bodies and their relation to axonal transport blockage in brains of patients with dementia with Lewy bodies. J Neurol Sci 211：29-35, 2003
3) Iseki E, Marui W, Kosaka K：Degeneration processes of Lewy bodies in the brains of patients with dementia with Lewy bodies using α-synuclein-

immunohistochemistry. Neurosci Lett 286 : 69-73, 2000
4) Togo T, Iseki E, Marui W, Kosaka K : Glial involvement in the degeneration process of Lewy body—bearing neurons and the degradation process of Lewy bodies in brains of dementia with Lewy bodies. J Neurol Sci 184 : 71-75, 2001
5) Kosaka K, Manabe Y : The first autopsied case of diffuse Lewy body disease (DLBD)—From a recent immunostaining study. Neuroparhology, 2010 (in Press)
6) Iwatsubo T, Yamaguchi H, Fujimuro M, et al : Purification and characterization of Lewy bodies from the brains of patients with diffuse Lewy body disease. Amer J Pathol 148 : 15-17, 1996
7) Polymeropoulos MH, Lavedan C, Leroy E, et al : Mutation in the α-synuclein gene identified in families with Parkinson's disease. Science 276 : 2045-2047, 1997
8) Ueda K, Fukushima H, Masliah E, et al : Molecular cloning of cDNA encoding an unrecognized component of amyloid. Pro Natl Acad Sci USA 90 : 11282-11286, 1993
9) Spillantini MG, Schmidt ML, Lee VMY, et al : α-synuclein in Lewy bodies. Nature 388 : 839-840, 1997
10) Iseki E, Odawara T, Suzuki K, Kosaka K, et al : A pathological study of Lewy bodies and senile changes in the amygdara in diffuse Lewy body disease. Neuropathology 15 : 112-116, 1995
11) Iseki E, Li F, Odawara T, Kosaka K : Hippocampal pathology in diffuse Lewy body disease using ubiquitin immunohistochemistry. J Neurol Sci 149 : 165-169, 1997
12) Iseki E, Marui W, Kosaka K, et al : Degenerative terminals of the perforant pathway are human α-synuclein-immunoreactive in the hippocampus of patients with diffuse Lewy body disease. Neurosci Lett 258 : 81-84, 1998
13) Iseki E, Takayama N, Marui W, Kosaka K : Relationship in the formation process between neurofibrillary tangles and Lewy bodies in the hippocampus of dementia with Lewy bodies brains. J Neuropathol Sci 195 : 85-91, 2002
14) Yamamoto R, Iseki E, Murayama E, et al : Investigation of Lewy pathology in the visual pathway of brains of dementia with Lewy bodies. J Neurol Sci 246 : 95-101, 2006
15) Mori, T, Ikeda M, Fukuhara R, et al : Correlation of visual hallucinations with occipitai rCBF changes by donepezil in DLB. Neurology 66 : 935-937, 2006

16) Iseki E, Li F, Kosaka K : Close relationship between spongiform change and ubuquitin-positive granular structures in diffuse Lewy body disease. J Neurol Sci 146 : 53-57, 1997
17) Masliah E, Rockenstein E, Veinbergs I, et al : Dopaminergic loss and inclusion body formation in α-synuclein mice implications for neurodegenerative disorders. Science 287 : 1265-1269, 2000
18) Feany MB, Bender WW : A dorsophila model of Parkinson's disease. Nature 404 : 394-398, 2000
19) 鉾石和彦, 池田 学, 牧 徳彦, 他：顕著な葉性萎縮を伴わない前頭側頭型痴呆の2例. 脳神経 51 : 641-645, 1999
20) 古川良子, 井関栄三, 小田原俊成, 他：初老期・老年期発症の精神障害として経過した後に前頭葉変性型の前頭側頭型痴呆が疑われた2症例. 精神医学 45 : 943-950, 2003
21) Ikeda K, Akiyama H, Arai T, et al : Morphometrical reappralsal of motor neuron system of Pick's disease and amyotroplic lateral sclerosis with dementia. Acta Neuropathol 104 : 21-28, 2002
22) 小阪憲司, 池田研二, 小林一成：Pick 病における錐体路病変について. 精神医学 27 : 1171-1178, 1985
23) Yokota O, Tsuchiya K, Itoh Y, et al : Frontotemporal lobar degeneration with ubiquitin pathology : an autopsy case presenting with semantic dementia and upper motor neuron signs with a clinical course of 19 years. Acta Neuropathol 112 : 739-749, 2006

和文索引

あ

アセチルコリン系障害　103
アミロイド仮説　162
アリピプラゾール　120
アルツハイマー　3,9
アルツハイマー病
　　　　10,21,66,78,96,100,108

い

移行型　18,48
意味性認知症　170,172
池田研二　11,41,172

う

うつ病　30,86,101
運動ニューロン病（MND）型　169

え・お

エオシン陽性　72
エコノモ脳炎　5
疫学　69

オランザピン　118,120,121

か

カプグラ症候群　81
家族情報　74
介護　123
海馬　151

き

起立性低血圧　92
筋萎縮性側索硬化症　9

く

クエチアピン　118,120,121
クレペリン　3
クロイツフェルト・ヤコブ病　165

け

経内嗅皮質　164
　── の海綿状態　165
軽度認知障害　72,96
血管性うつ病　86
血管性認知症　71
幻覚　66
幻視　81
幻聴　89

こ

コリンエステラーゼ阻害薬　108
行動心理学的症状　78
抗うつ薬　101
抗精神病薬　120
　── への過敏性　87

し・す

シャイ・ドレーガー症候群
　　　　　　　　20,35,41,92
シャルコー　2

視覚認知障害　80
視領野　154
嗜眠性脳炎　5
自律神経症状　9,66,92
若年性パーキンソニズム　9
周辺症状　78
重複記憶錯誤　81
純粋型　12,20,41
心筋シンチグラフィ　59,61,102
神経原線維変化　8,15,30,158-160
振戦麻痺　2
診断マーカー　61
新皮質型　48

スルピリド　120

せ・そ

正常圧水頭症　41
青斑核　40
精神緩慢　37
石灰沈着を伴うびまん性神経線維変化病　33,162
節前線維　62
前頭側頭型認知症　56,78

早期診断　91

た

タクティール・ケア　125
タクリン　108
多系統萎縮症　157
大脳型　59

ち・つ

チアプリド　120
遅発性パラフレニア　62
中隔核　106
中核症状　78

注意障害　37

通常型　12,19,41

と

トラゾドン　118
トランスジェニックマウス　165
トレティアコフ　5
ドネペジル　75,100,108
ドパミンアゴニスト　118
ドパミン・トランスポーター　62,65

な

ナータリング症候群　81
楢林博太郎　9

に

認知機能障害　78
認知症　8,66
──を伴うパーキンソン病　52

の

脳幹型　18,40,48
脳血管性認知症　97

は

ハロペリドール　87,120
パーキンソン　2
パーキンソン症状　66,92
パーキンソン病　2,8,10,52,88
──の黒質病変　7
──の神経病理学　6
歯車様筋強剛　29

ひ

ピック　29
ピック病　21
びまん型　18
びまん性新皮質型　40
びまん性レビー小体病
　→diffuse Lewy body disease
　　（DLBD）も見よ　12, 13, 18
　——の概念　35
びまん性老人斑　158
皮質下性認知症　36
皮質型レビー小体の staging
　——, α-synuclein 染色　141
　——, HE 染色　140
皮質性認知症　36
非定型抗精神病薬　120, 121
非薬物療法　119

ふ

ブラーク　49
ブラーク分類　50

へ

ペロスピロン　118
辺縁型　48
辺縁系神経原線維変化性認知症　162
扁桃核　149

ま・み

マイネルト基底核　40, 104, 105
マッキース　22, 52

三山吉夫　169

む・も

無名質　105

妄想　66, 89

や

薬剤への過敏性　100
薬物治療　103

ゆ・よ

ユビキチン免疫染色　144

抑うつ　66
抑肝散　114

ら・り

ラフォラ小体　4

リスクファクター　73
リスペリドン　118, 120, 121

れ・ろ

レビー　2, 72, 132
レビー型神経突起変性　35
レビー小体
　　　　　3, 29, 35, 41, 49, 150, 159, 160
　——, 交感神経節の　136
　——, 食道壁のマイスナー小体の
　　　　　　　　　　　　　137
　——, 神経突起内の　134
　——, 大脳皮質の　10, 138
　——, 脳幹型　133
　——, 皮質型　133
レビー小体型認知症
　→dementia with Lewy body dis-

　　　　ease（DLB）も見よ　22, 36
レビー小体病　12, 17, 49, 52, 156
　── の概念　34, 156
　── の分類　18

レビー・スフェロイド　146, 151

老人斑　15, 30

欧文索引

ギリシャ文字

α-synuclein　22,35,61,64,71
　―― 遺伝子異常の発見　147
　―― の蓄積の仕方　161
　―― の発見　149
　―― 免疫染色　140

A

Aβワクチン　163
ALS　9,169
ALS dementia (ALSD)　9
Alzheimer　3
ATD type　51

B

behavioral and psychological symptoms of dementia (BPSD)
　　　　　　　　78,121,114
　―― の分類　79
Braak　49
bradyphrenia　37
brain stem type　18,40

C

CDLB ガイドライン　40,41,56,80,99
　―― 改訂版　52
cerebral type　59
Charcot　2
choline acetyltransferase (ChAT)
　　　　　　　　　　　　105
cogwheel rigidity　29

common form　12
cortical dementia　36
Creutzfeldt-Jacob 病　47

D

dementia variant (LBD-D)　156
dementia with Lewy body disease (DLB)　22,36
　―― の 3D-SSP 像　63
　―― の心筋シンチグラフィ　63
　―― の MRI　62
　―― のアルツハイマー病変　157
　―― の診断基準　56
　―― の病理診断基準　57
　―― の薬物療法　118
　―― の臨床診断基準　57
　―― の臨床診断基準改訂版　60
diffuse Lewy body disease (DLBD)
　　　　　　　　　　12,41,45
　―― の概念　35
　―― の神経病理診断基準　48
diffuse neocortical type　40
diffuse neurofibrillary tangles with calcification (DNTC)　33
diffuse type　18

F・G

frontotemporal dementia (FTD)
　　　　　　　　　　56,78,170
FTDP-17　162

ghost Lewy body　139,141-143

I・K

ICD-10 68
intraneuritic Lewy body 132,133

Kraepelin 3

L

L-ドパ 52,83,84,88,118
late paraphrenia 62
Lewy 2
Lewy body disease 12,17,156
Lewy neurite 35,132,144-146,154

M

McKeith 22
mild cognitive impairments (MCI) 72,96
motor neuron disease type 169
multiple system atrophy (MSA) 157

N

NACP 147
NPH 41
nurturing syndrome 81

O・P

one-year rule 38,53,58

pale body 139
Parkinson 2
Parkinson disease with dementia (PDD)
 34,36,41,52,58,67,88,101,112
Parkinson variant (LBD-P) 156
Pick 29
presenile dementia with motor neuron disease 170
pure form 12

R・S

REM 睡眠行動障害 59,75,85,99

semantic dementia 170
shaking palsy 2
Shy-Drager syndrome 20
SNRI 118
SSRI 118
subcortical dementia 36

T

transentorhinal cortex 164
transitional type 18
Tretiakoff 5

V

vascular depression 86
visual cognitive impairments 80